成功打造理想體態的
31道關鍵選擇題

你的瘦身觀念正確嗎？

中野・詹姆士・修一

楓葉社

前言

我擔任個人教練已經二十五年，為了實現前來諮詢的客戶心願而實施訓練。來我這裡諮詢的客戶運動經驗與程度都不一樣，從慢跑一百公尺就痛苦得要命的人，到參加奧運的頂尖運動員，什麼樣的人都有，但其實近八成客戶的目標都是「想變瘦」。

另一方面，相關調查結果卻令人感到遺憾：開始減肥的人有八成以上遭遇挫折。閱讀本書的讀者當中，也有不少人過去有過好幾次減肥失敗的經驗吧。

不過根據長年來的經驗，我敢斷言，這世界上沒有瘦不下來的人。這些「用什麼方法都瘦不下來」、「遇到挫折」的人，只不過是在每個當下做了錯誤的「選擇」。

本書收錄了幫助各位成功瘦身並持之以恆的三十一個「正確答案」。

請務必在開始減肥前或是開始減肥的頭一個月，每天讀一題，從頭依序讀或是從在意的項目開始讀都可以。讀完之後，自然而然就會懂得如何做出讓減肥和運動持之以恆的選擇。

但是，有一點要拜託各位。開始閱讀本書前，希望各位盡可能具體勾勒出未來自己理想的樣子。想瘦幾公斤、想減掉幾%體脂肪、要擁有六塊肌、想要提臀、想消除代謝症候群、想加強自信……等等，目標再多、內容是什麼都沒關係。盡可能設定一個明確的目標，然後寫在筆記本或紙上。

這麼一來，你就不會做出「想增肌卻選擇瑜伽」這種錯誤選擇（本書當中也有說明原因），想「瘦下來」或是想暫時中斷減肥時，可以透過回歸目標，讓自己萌生「再挑戰一次」的心情。

相信各位都已經做好持續運動的準備。

因為認為「運動也沒用」的人絕對不會拿起這本書來看。

再來就剩下「開始行動」。我們一起加油吧！

初級篇 改變思維

中級篇

增進知識

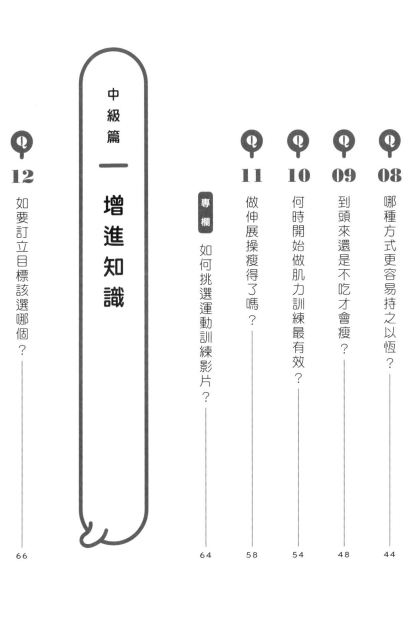

高級篇 — 付諸實踐

初級篇

改變思維

Q01 哪件事是人絕對辦不到的？

A

運動

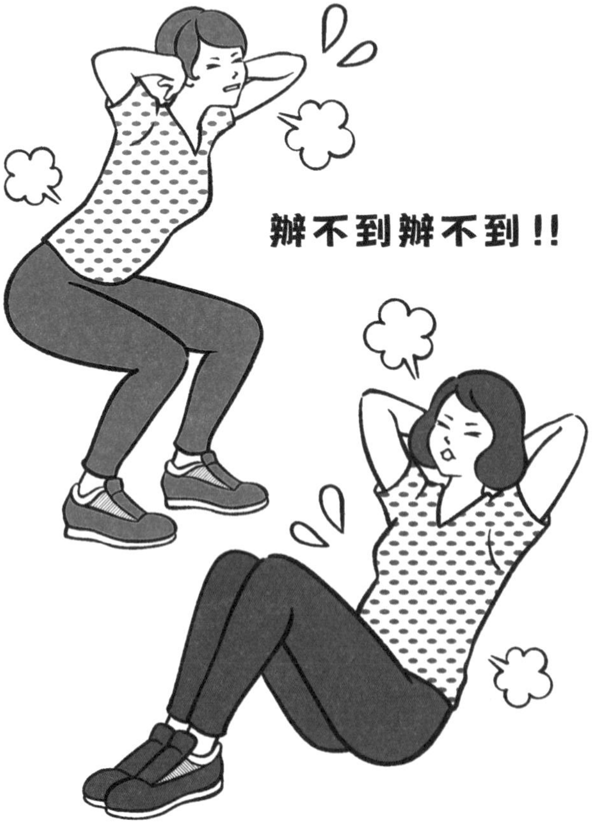

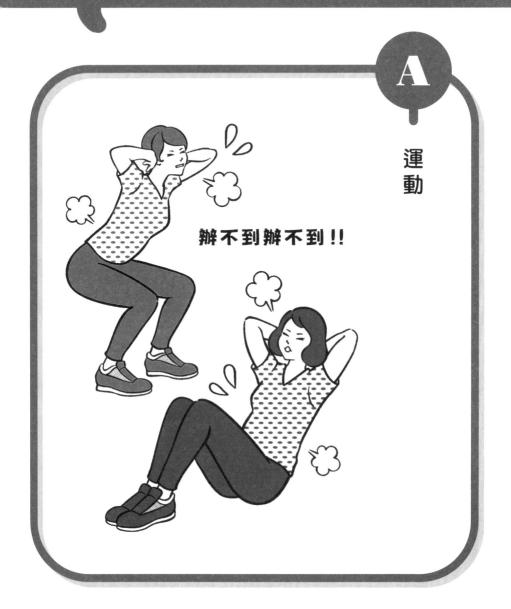

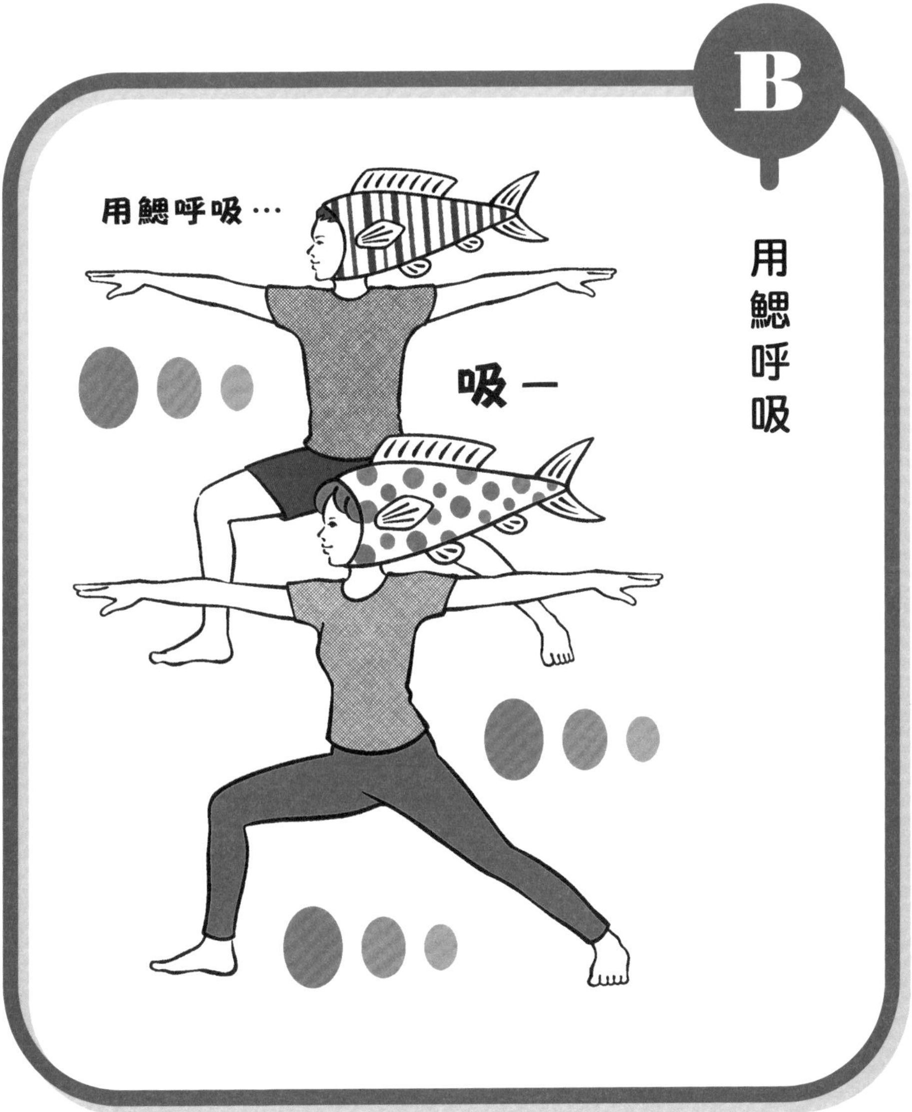
B
用鰓呼吸
用鰓呼吸…
吸一

正確答案是這個！

B 用鰓呼吸

人類有絕對辦不到的事，但不會是運動。

「我是運動白痴，也沒什麼肌肉，要我靠運動減肥絕對辦不到。」

「我沒什麼體力，要我跑步絕對辦不到！」

每當跟想變瘦、想瘦小腹，卻覺得持續運動好難的人交流時，一定會聽到這些話。

我們人類的確有「絕對辦不到的事」，用鰓呼吸就是其中一項。這是因為，人體並沒有用鰓呼吸的系統。

可是，運動並非「絕對辦不到的事」。因為不管再怎麼沒有運動神經，對體力沒信心，人的關節和肌肉都是為了能運動而存在的。

各位一聽到「運動」兩個字就會緊張，其實運動不需要馬上開始在家健身、上健身房練出一身肌肉，或是跑步一小時。

只要在現在自己的生活中加入「小小的挑戰」，就是十足的「運動」了。

假如你是奧運參賽等級的運動員，即便每天外出時在公寓的樓梯來回跑，也稱不上是運動。

但是，對於平時幾乎不大走動或是常搭電梯或手扶梯的人，開始快走或是改走樓梯就是一種「小小的挑戰」。你可以抬頭挺胸地說：「我今天也運動了！」

覺得如何？這麼一想，「運動」就不是不可能的事吧？

不用一開始就想著「必須跑五公里」，自己提高運動的難度也ＯＫ。先從找到讓自己「有點累」、「有點喘」的小小挑戰（P19）開始吧！

Q02 最近容易疲憊的原因是？

A 因為年紀增長

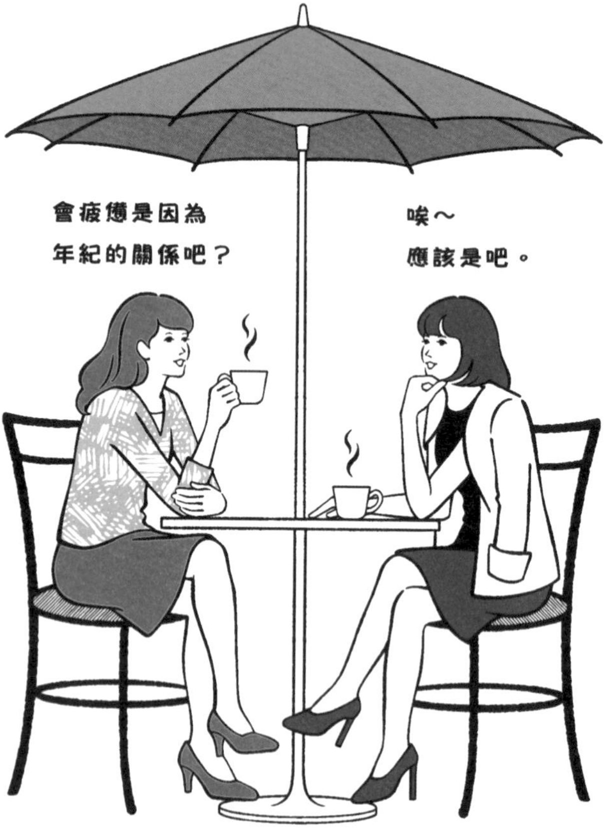

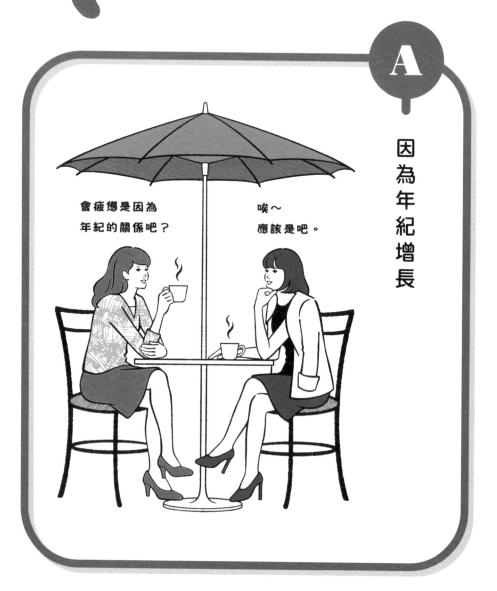

B 因為久坐不動

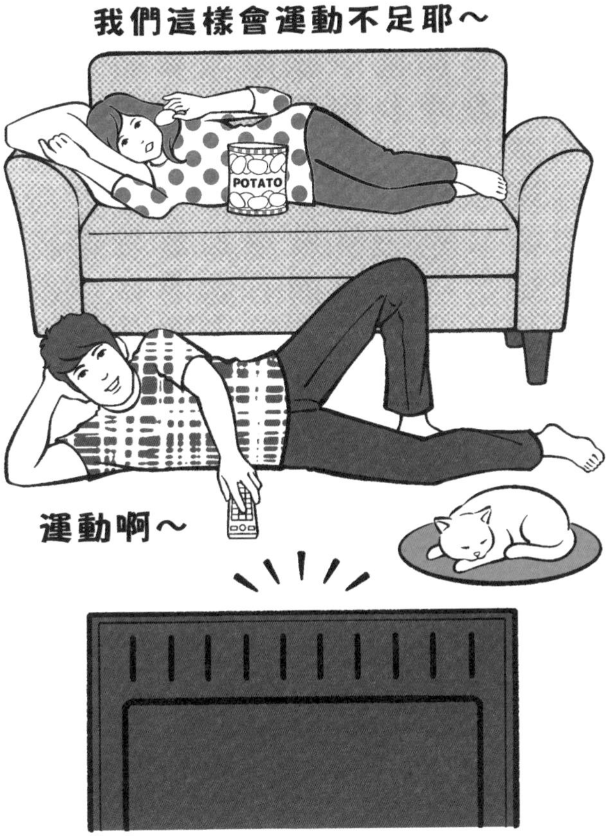

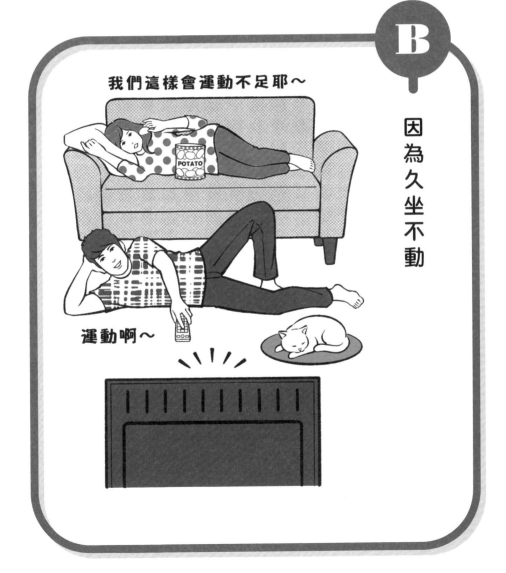

正確答案是這個！

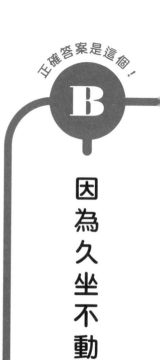

B

因為久坐不動

只要動就會累？不對，都不動才會累。

只是稍微跑上樓梯，心臟就怦怦直跳；平時工作到精疲力竭，假日時就在家無所事事……各位在感覺到體力衰退時，似乎都會認為是「年紀的關係」。

其實，「年紀增長體力就會衰退」的說法並沒有科學根據。現在之所以無法像學生時代或二十幾歲時一樣跑跳，不是因為年紀增長，單純只是因為平時過著久坐不動的生活罷了。

人的身體具有因應所在的環境和習慣逐漸適應的性質。舉例來說，主要做文書工作的人從上班到下班這段時間大多坐在椅子上。這麼一來，身體就會認為只需要能承受上述狀況的肌肉量就足夠了，因而不斷削減不必要的肌肉。

一旦肌肉量減少，就只能靠少量肌肉活動身體，自然容易感到疲憊，然後更懶得活動身體，身體也愈來愈動不了。惡性循環下，心肺功能逐漸衰退，才會稍微跑一下就氣喘如牛，心臟怦怦直跳。

不過，**既然人的身體會因應環境和習慣不斷改變，只要改變環境和習慣，打造「不易疲憊的身體」絕非難事。**

打造不易疲憊身體的第一步，就是提高日常的活動量。像是購物時盡量不要以車代步、不搭手扶梯或電梯、假日時用抹布將家裡擦得亮晶晶、陪小孩一起運動等，這些都相當有效。

最終能培養運動習慣當然是最好的。總之只要確實提高平時的活動量，養成活動身體的習慣，自然就能增進肌力、柔軟度及肌耐力。

小知識

長期運動不足，即便還年輕也會造成心肺功能、肌肉量及柔軟度下降

人體具有因應所在環境而變化的性質。若平時不常活動身體，活動身體所需的心肺功能、肌肉量及柔軟度就會下降，無關年齡。

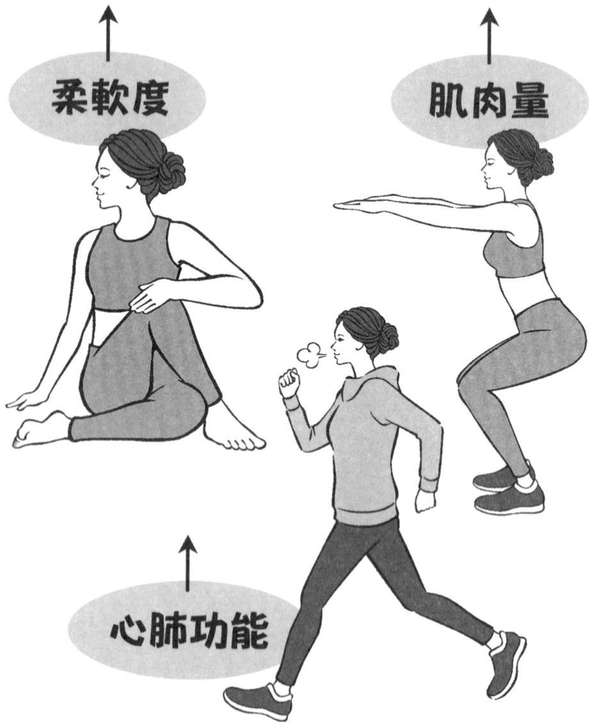

找到小小的挑戰

重點在於找到讓自己「有點喘」、「有點累」等「小小的挑戰」程度的運動。此外，也很推薦「不使用日常生活中便利物品的運動」。

基礎篇

▶走樓梯
有樓梯就不搭手扶梯或電梯上樓。

▶一步兩階向上跑
以一步兩階的速度上樓梯或向上跑。

▶增加走樓梯的階數
在辦公室或自宅公寓上下樓梯時，比目的樓層多走一、二層樓梯。

▶快走
在通勤的路上，邊大幅擺動手臂邊拉大步伐，以微喘的速度快走。

應用篇

▶間歇快走
決定好以「一個街區」或「紅綠燈」等為間歇單位，重複進行一般步行及快走。

▶間歇慢跑
習慣「間歇快走」後，就可以嘗試重複交替快步和慢跑※的「間歇慢跑」。之後慢慢將間歇單位換成「兩個街區」或「每三分鐘」，拉長慢跑距離。

※用比快走稍快的速度跑，步調緩慢的跑步。

Q03 想發洩壓力要選哪個？

A

吃吃喝喝

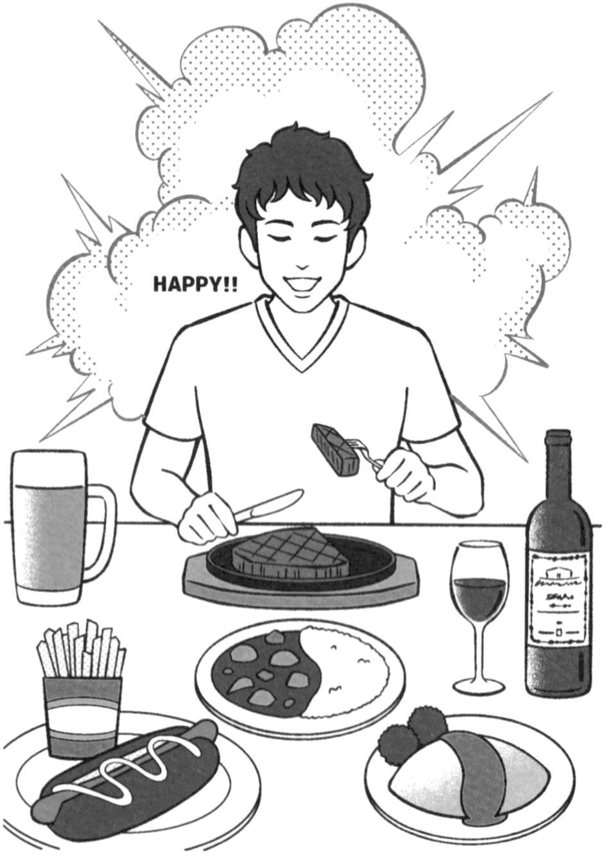

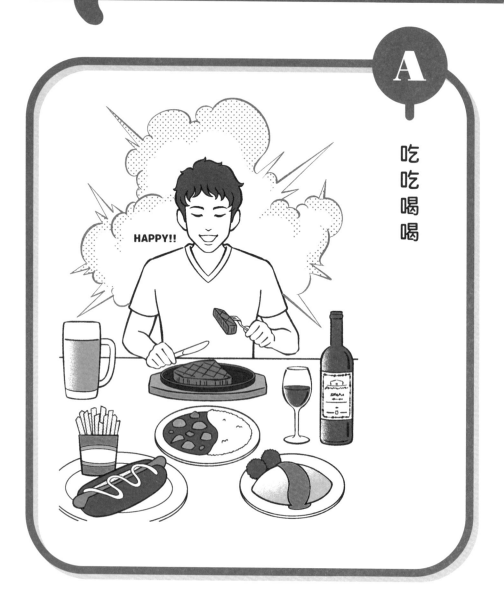

B

唱歌跳舞

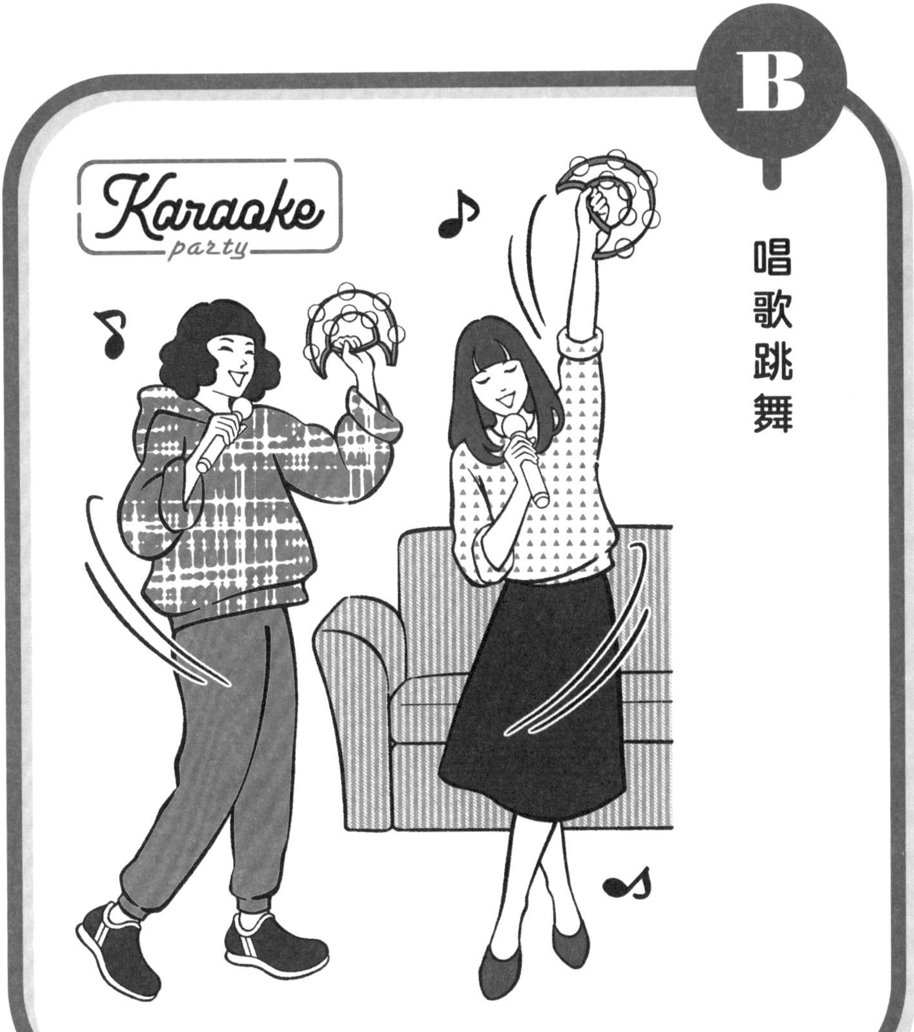

正確答案是這個！

B

唱歌跳舞

吃美食或喝酒都不能發洩壓力。

各位有聽過「壓力調適（Stress coping）」一詞嗎？

這是指調適日常生活中各種壓力的方法，可分成好幾種，像是與壓力源（造成壓力的原因）「保持距離」、「迴避」壓力源、「提高抗壓力」、「忘卻壓力（轉換心情）」等。

舉例來說，若壓力源來自工作的話，減少工作量就是「減輕壓力源」，轉職就是「迴避壓力源」。

此外，埋首於興趣則屬於「忘卻壓力」的方法。

有些人遇到壓力累積時，就會「狂吃」或「狂喝酒」，這種行為在壓力調適上並不恰當。

吃喝美食或喜歡的食物會促進有「腦內啡」之稱的多巴胺分泌（詳見P28），導致「想吃更多」、「還想吃更多」的慾望膨脹，造成攝取熱量過多。

而最危險的是酒。

如果靠喝酒來調適壓力，很可能會罹患酒精依存症。此外飲酒過量的話，也會提高罹患肝臟疾病、糖尿病以及各種癌症等疾病的風險。

因此，對於想減肥、注意健康的人而言，喝酒不用說是發洩壓力了，甚至會造成反效果。

喝酒的瞬間心情的確會很愉快，也會有「忘卻壓力」的感覺。但實際上那只不過是喝醉，並不會從根本解決壓力源。

我不是想否定用吃美食或喝酒來犒賞自己，重要的是**不要靠「吃吃喝喝」來發洩壓力**。

如果想發洩壓力，除了「唱歌跳舞」之外，請多找些「吃喝」以外的樂趣，像是看電影、讀書、做運動、和朋友或家人煲電話粥等。既能夠每天過得比現在開心，也能從擔心壓力發胖中得到解放！

Q04 即使決心減肥為什麼「還是會忍不住吃」？

A 因為意志力薄弱

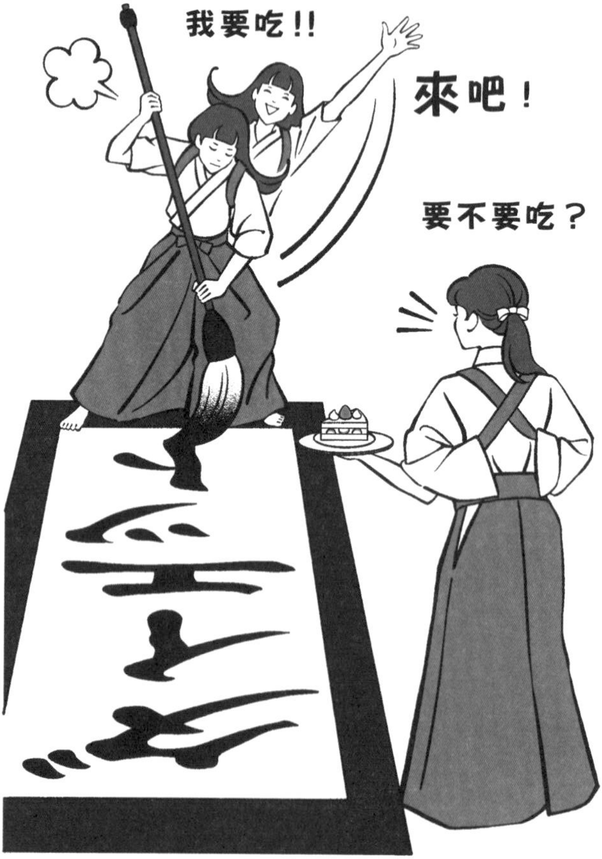

B

因為食物就在眼前

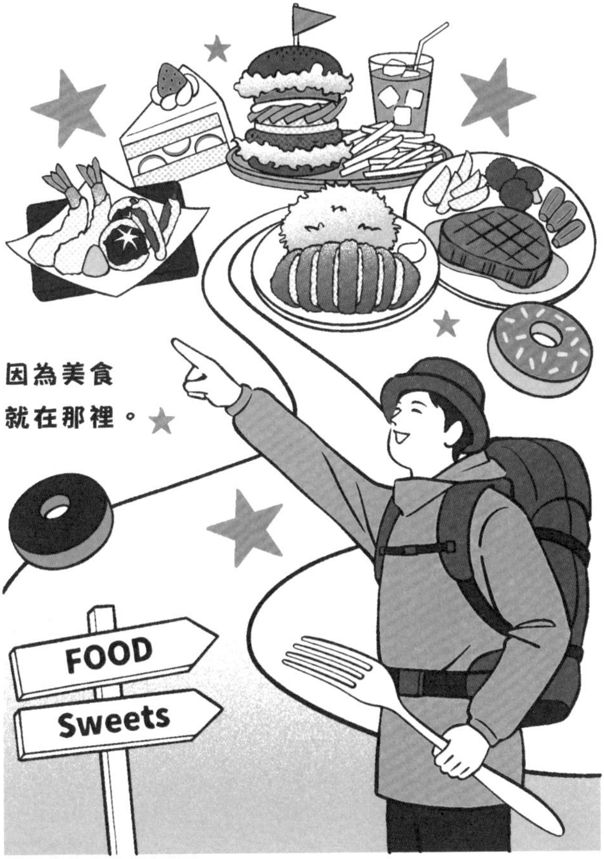

正確答案是這個！

B

因為食物就在眼前

無法控制食欲不是因為意志力薄弱。

明明下定決心要減肥，卻戒不掉甜食和喜歡的食物，忍不住去吃……這種時候，你是不是對自己意志薄弱而感到失望呢？

不過，請別責怪自己。這是因為，**讓人「忍不住去吃」的原因並非沒幹勁或意志薄弱，而是大腦功能出現故障所造成的**。

大腦中控制食欲的是位於大腦視丘下方的中樞神經。中樞神經中的「飽足中樞」正常作用時，就會感到飽足而收斂食欲；若攝食中樞起作用時，就會感到飢餓而產生食欲。然而，由於壓力的影響導致自律神經運作不順，飽足中樞和攝食中樞無法正常發揮功能，因而無法控制食欲。

舉例來說，我本身偕同運動員參加合宿或遠征大賽時，明明剛才用過餐，還是會跑到超商買甜食（我最愛吃甜食……），一次吃兩、三個。

不過，只要回歸日常生活，自然就會恢復平常的飲食生活了。

就我的情況來說，處在大賽前充滿壓力的環境下讓我產生壓力，造成食欲失控。

像這樣，如果在減肥期間食欲失控的話，首先應該先回顧有沒有成為壓力源（造成壓力的原因）的事件或契機。了解原因後，自然會知道應對方法，也能阻止食欲失控（壓力的應對方法請參照Ｑ３）。

不過，如果你只有在減肥期間才會忍不住伸手拿食物，或許「減肥」就是你的壓力源。

在這種情況下，請先捨棄「我必須減肥」、「我非瘦不可」的心情。

說到底，我們之所以想減肥、決心要變瘦，一定會有「想要改變」的原因，像是「婚禮時想穿喜歡的禮服」、「想在同學會上被朋友稱讚『變漂亮了』、『好年輕喔』」等等。

重要的並不是「我非～不可」，而是想像「想要成為」的自己的樣子，積極努力去實現。

只要換個想法，減肥就不再是「壓力源」，而會變成「目標」。

接著，另一個讓人「忍不住去吃」的原因，一般認為是受到腦內物質「多巴胺」的影響。這種情況常見於「最愛吃美食」的饕客身上。

人在得到比預測報酬更豐碩的報酬（酬賞預測誤差）時，就會大量分泌素有「幸福荷爾蒙」之稱的「多巴胺」，使大腦獲得極大的快感。比方說人在吃蛋糕時，實際嘗到的味道比想像中還要好吃時會充滿感激，大腦就會分泌大量多巴胺。

然而，多巴胺雖被稱作「幸福荷爾蒙」，另一方面也被稱作「腦內啡」。

多巴胺分泌時所感覺到的快樂，與見到喜歡的人或是參加喜歡歌手的演唱會時感到興高采烈且興奮是一樣的。此外，觀賞運動賽事時感覺狂熱也是一樣。

大腦一旦嘗到多巴胺分泌所產生的快樂，就會「想要分泌更多多巴胺！」、「想再次品嘗這幸福的感覺！」追求更多快樂。因此，就會不斷做出與喜歡的人見面、去看演唱會，或是觀看運動賽事等舉動。

人就是這樣熱衷於某種事物。

熱衷美食的人在品嘗美食及喜歡的食物時，會因大腦分泌多巴胺而有「得到報酬」的喜悅。這種快感會成癮，因此想吃的欲求會愈來愈強。

想要阻止這種循環，可透過階段性減少吃的次數的方法。

比方說，如果每天都「想吃美食」可以改成三天一次、只在週末，或是每個月一次犒賞自己……慢慢減少吃的次數。

最後，若能控制到僅在週末（每週一次）或是每月一次不必在乎熱量享用美食的報酬就能獲得滿足的話，不必放棄美食也能減肥成功！

Q05 「今天好累不想運動……」這時該怎麼辦？

A

只偷懶一天沒問題！
乾脆去睡覺

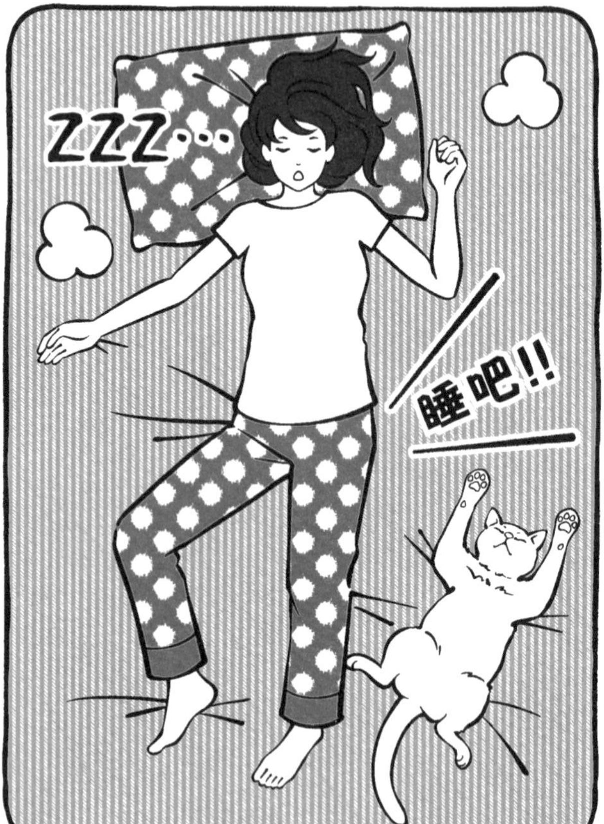

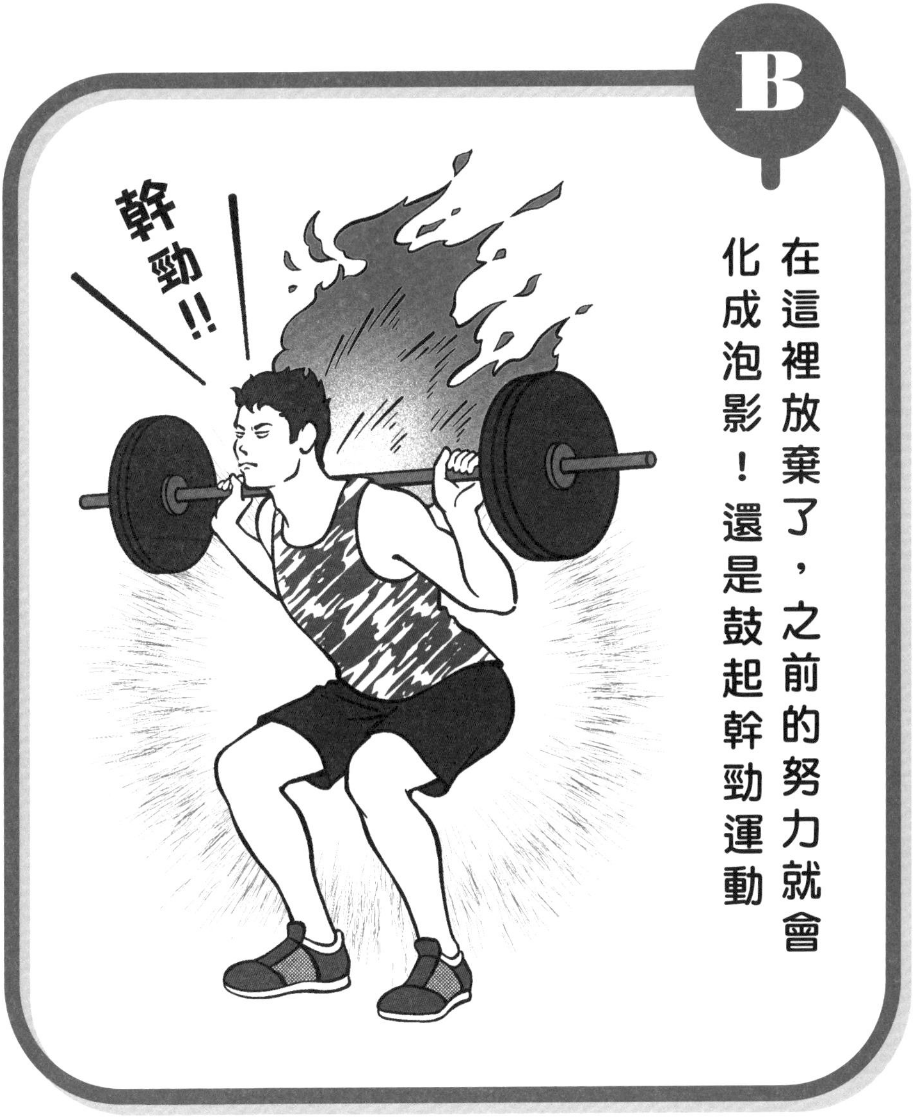
B
在這裡放棄了，之前的努力就會
化成泡影！還是鼓起幹勁運動
幹勁!!

正確答案是這個！

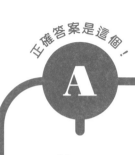

A

只偷懶一天沒問題！乾脆去睡覺

「今天不想運動……」既然如此那就休息吧！

為了減肥而開始運動，愈是努力的人，愈容易對休息抱有罪惡感。可是，任誰都會有累到站不起來、沒時間、不想運動的日子。

這種時候就悠閒地洗個澡，乾脆去睡覺吧。不用擔心也沒問題，就算休息一天不運動，隔天早上起來也不會變胖！

再怎麼愛運動或是有運動習慣的人，也會有沒幹勁的時候。這種時候連運動員也會偷懶，就連身為教練的我也時常有「今天不想跑步」的日子。

之前沒有運動習慣或是剛開始減肥的人，累了會想要休息也是理所當然的。

想要消除累積的疲勞，最有效的方法就是睡眠，尤其是大腦的疲憊只有睡覺才能改善。在累到不想運動的日子就儘管休息吧。不如轉換心情想：「今天好好休息，明天再加油吧！」這樣也能維持動力。

減肥最困難的就是「持之以恆」，正因如此，請別一開始就努力過頭。

況且，即使鞭策疲憊的身體做運動，到頭來也無法集中精神好好運動。這麼一來，對肌肉產生的刺激也會減弱。再加上勉強運動的反作用，心想「有動就好！」、「犒賞自己的努力」而對額外的食物出手，吃的熱量一下子就超過運動消耗的熱量了。

運動既不是苦行也不是修行，偶爾偷懶一下也無妨！

Q06 又三天打魚兩天曬網了……
這時你會怎麼辦？

A 趕緊忘掉，下次再努力

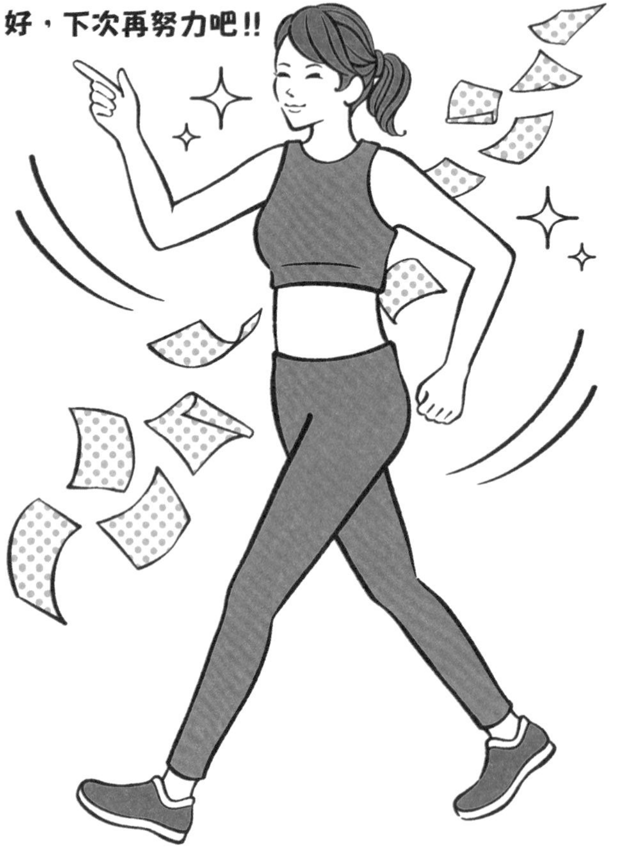

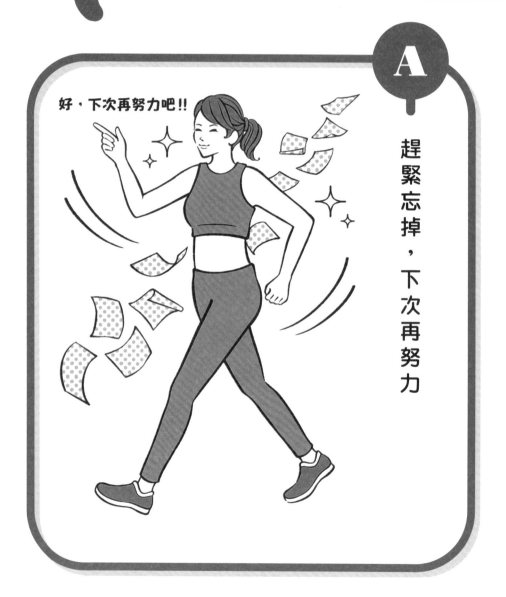

B 深切自我反省

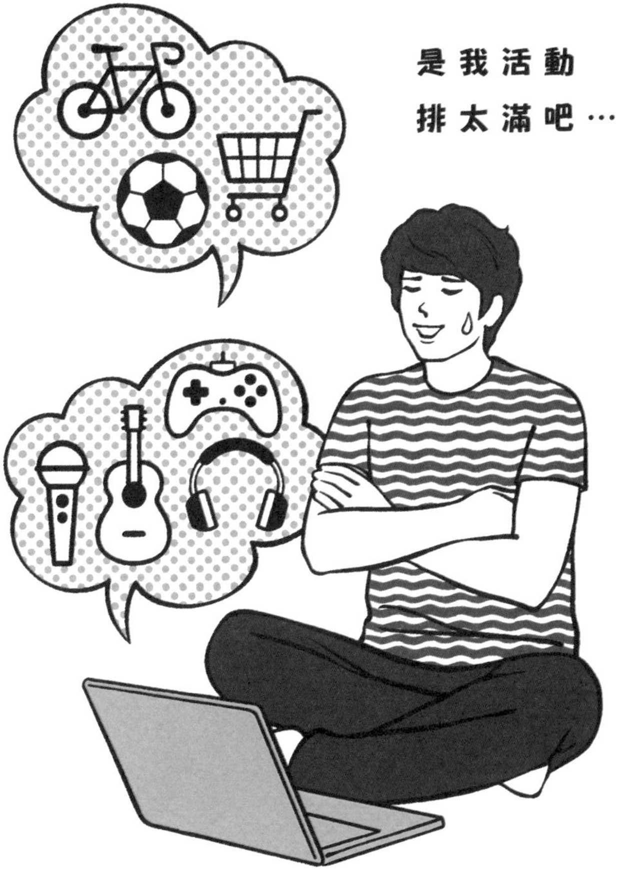

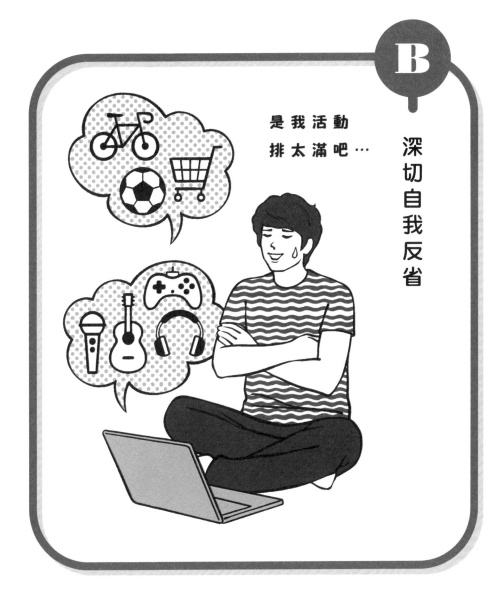

正確答案是這個！

A

趕緊忘掉，下次再努力

運動本來就是不斷重複三天打魚兩天曬網的過程。

「不管嘗試哪種減肥法，總是三天打魚兩天曬網。」

有這種煩惱的人不只你一個。別說是三天，這世上「才減肥一天就結束」的人比比皆是。

不過，別因為這種事就責怪自己「我果然不適合運動」、「因為我意志力太薄弱，減肥才不能持之以恆」，然後放棄。

即使減肥只持續三天甚至一天也沒問題。原因是，過去「零」嘗試的事你嘗試了一天甚至兩天。

光是這樣，就已經是很大的變化了。

開始一個新習慣時，約有八成人會在一年內恢復以前的習慣。由此可見，改變新的生活習慣有多困難。

因此，三天捕魚兩天曬網是很理所當然的，反倒要好好誇獎能堅持三天的自己「幹得好」、「你很努力了」。

重要的是不屈不撓地重新開始「嘗試」→「偷懶」→「再嘗試」→「放棄」的過程，這用專有名詞來說就叫做「倒退原理」。**能否養成新習慣的分歧點不在於「能持續幾天」，而是在於經過嘗試、偷懶後，「能否不斷重複三天打魚兩天曬網的過程」**。

這世上沒有人能以同樣的熱情持續維持幹勁，等過了一星期甚至一個月後還能有「好，再試一次！」的心情時，再開始減肥就好。

再說，即使沒有每天持續運動，除非你永遠不運動，否則對身體仍有促進血液循環、提昇新陳代謝、轉換心情等正面效果。

不斷重複三天打魚兩天曬網的過程，也算一種運動習慣。

Q07 哪個能持之以恆？

A

試用流行的健身器材後，感覺身體變緊實了，明天也要好好加油！

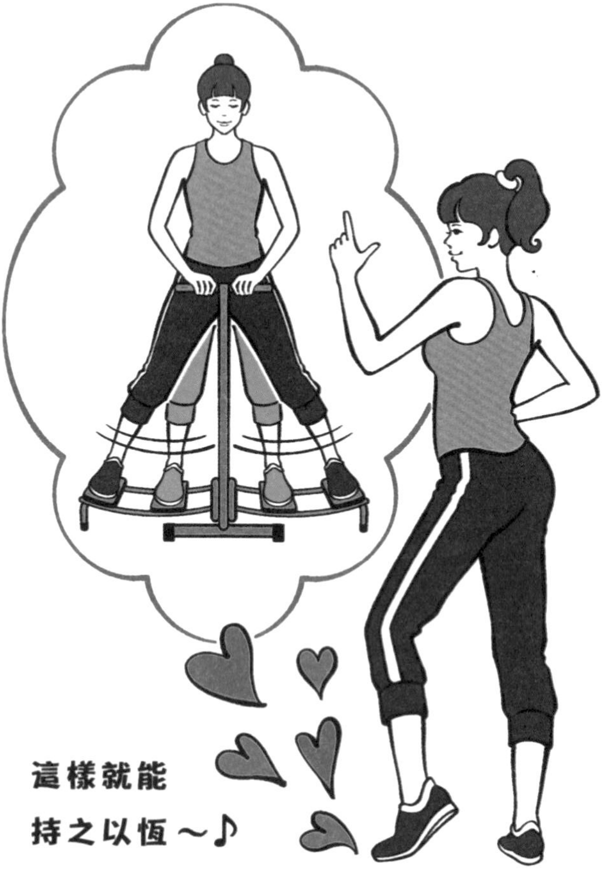

B

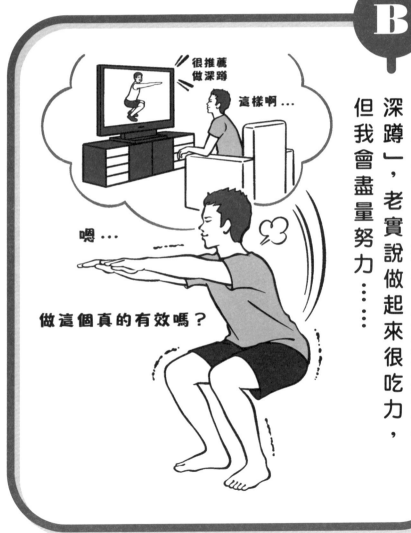

電視上說：「想做肌力訓練就做深蹲」，老實說做起來很吃力，但我會盡量努力……

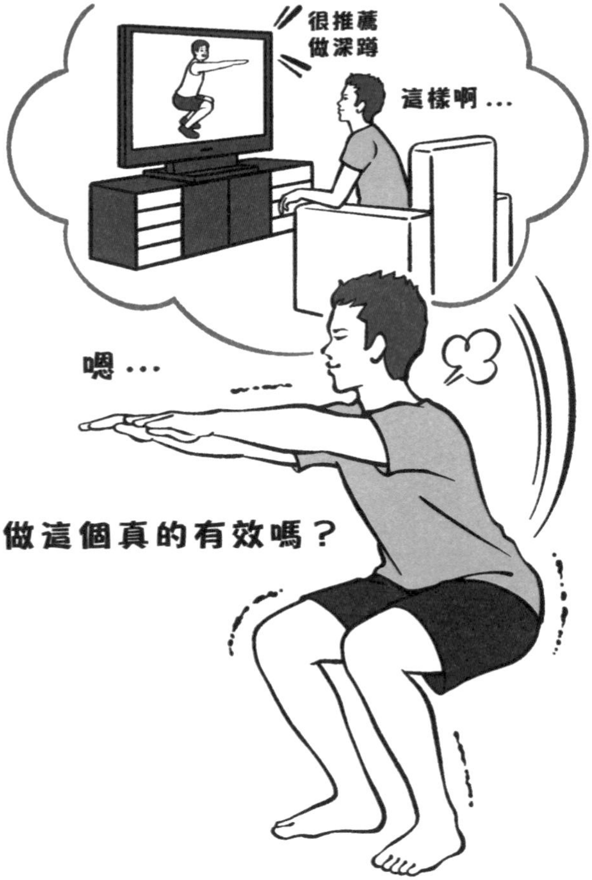

正確答案是這個！

A

試用流行的健身器材後，感覺身體變緊實了，明天也要好好加油！

比起他人的意見，重要的是自己覺得「有效！」

「找不到適合自己的運動」、「試過別人推薦的運動，但都持續不久」的人，這件事你一定要知道。

你覺得這個運動做起來開心有趣嗎？做完運動有感覺到變瘦、愈做愈上手等效果嗎？只要有感受到這兩點，任誰都能自動自發持續運動。

接下來講些專業一點的話。

在心理學上，當人要進行某項行動時，只要對該行動抱持「肯定的態度」，就會提高付諸行動的可能性。

肯定的態度是由「評價態度」和「感情態度」兩項要素所構成。「評價態度」是指覺得「有意義」、「有效」的價值觀，「感情態度」則是實際行動後所抱有的感情，像是「開心」、「有趣」等（P42）。

比方說，我們假設為了減肥而開始跑步。只要明白「有氧運動能幫助燃燒體脂肪，有助於減肥」，就會持肯定的評價態度；相反地，如果「不知道為什麼跑步有效」，就會抱持否定的評價態度。

另外，嘗試後覺得「開心」、「簡單」的話，就會抱持肯定的感情態度；覺得「好累」、「好無聊」的話，就會抱持否定的感情態度。更進一步說，若感覺「跑步的確會瘦，可是很累又無聊」的話，感情態度就會變成肯定否定參雜的「混合」狀態。

如果你現在有「不喜歡」的運動，只要在感情、評價上都抱持肯定態度的話，就會如同施魔法般持續進行下去。

除了運動以外，也可以替換成自己想持之以恆的事。比方說興趣是讀書的人，一定會覺得讀書對自己是「有意義且愉快的時間」。不喜歡讀書的人則會認為「雖然讀書能獲得知識及增長見識，可

找到自己覺得「好」的運動

評價態度	
（＋）	（－）
有效　對身體好　能增進肌肉、體力　緊實身體　增進柔軟度　等	動作搞不懂　覺得沒用　很難　毫無意義　身體很硬沒辦法做　等

感情態度	
（＋）	（－）
開心　簡單　有趣　能持之以恆　興奮雀躍　等	好累　痛苦　麻煩　沒效　無聊　等

運動持之以恆的訣竅在於找到「評價態度」及「感情態度」皆肯定的運動。不要被他人評價牽著走，找到適合自己的運動吧。

是閱讀文字實在麻煩又無聊」，結果就無法持續下去。

不管理論上消耗熱量再多，增加肌肉量再有效，只要你「覺得沒效」、「不開心」，到頭來還是無法持續下去。可是，即使是消耗熱量再高的運動，想要變瘦，就得在一定程度期間持續下去才會出現成果。

換句話說，**想獲得成果的第一步，最重要的就是找到自己能持續下去的運動**。

正確的理論和他人評價可以當作參考，但這些對自己而言不一定是正確答案——能持之以恆的運動。請各位務必嘗試各種運動競技和減肥方法，找到自己覺得「有效」且「開心」的運動。

小知識

運動的效果也會顯現在體重、體型等外觀變化以外的地方

不妨從各種不同的角度來評價運動。
只要注意身體的小小變化，就會察覺到許多「正面評價」。

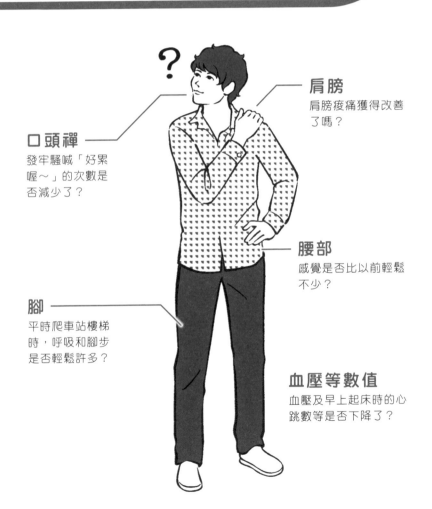

口頭禪
發牢騷喊「好累喔～」的次數是否減少了？

肩膀
肩膀痠痛獲得改善了嗎？

腰部
感覺是否比以前輕鬆不少？

腳
平時爬車站樓梯時，呼吸和腳步是否輕鬆許多？

血壓等數值
血壓及早上起床時的心跳數等是否下降了？

Q08 哪種方式更容易持之以恆？

A 一個人默默運動

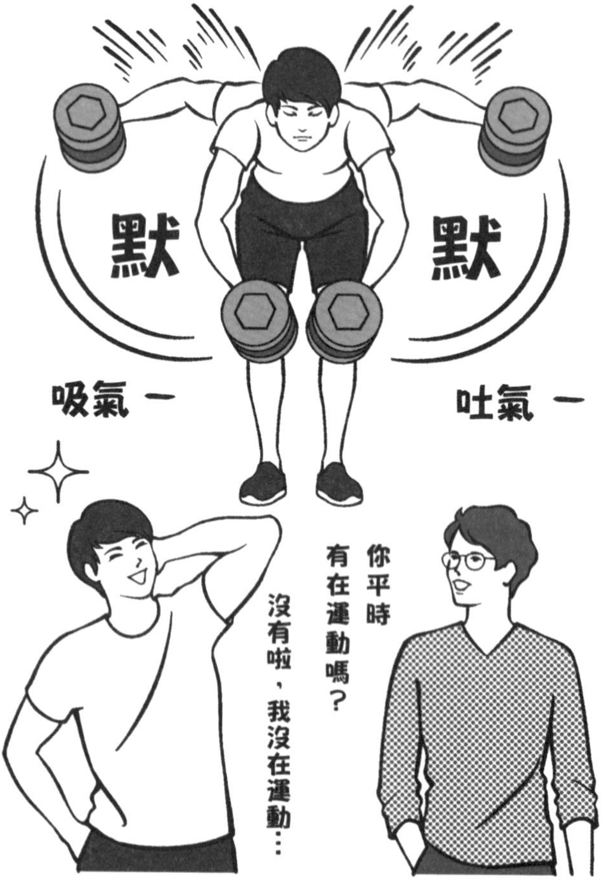
默
默
吸氣ー
吐氣ー
你平時有在運動嗎？
沒有啦，我沒在運動…

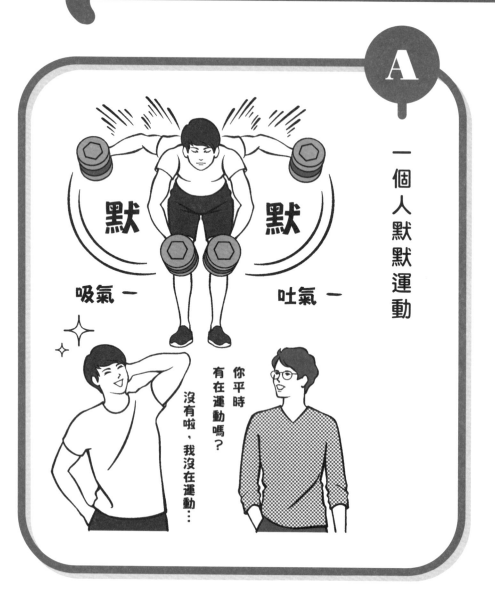

在社群平台公開表明自己在運動

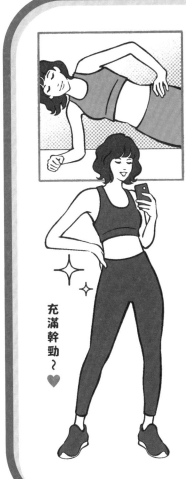

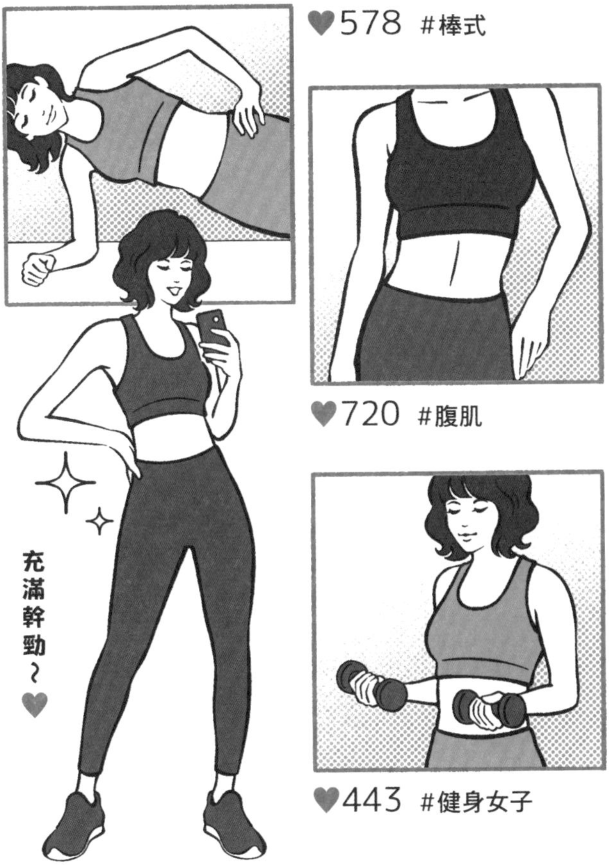

正確答案是這個！

B

在社群平台公開表明自己在運動

與其一個人運動 找人一起做才能持續下去。

尋找減肥同伴或是昭告天下，都是能避免減肥受挫有效方法。

諸如看到擁有共同目標的同好努力的模樣、彼此互相支持，或是被朋友、家人及職場同事誇獎「好厲害！」等，像這樣意識到他人的鼓勵、「受人注視」、看到擁有相同目的同伴的模樣等，都會成為讓你繼續運動的原動力。

減肥及運動受挫的最大原因之一，在於光靠自己一個人思考實行會看不到終點。尤其是只要沒有出現成果，就容易產生「瘦不下去」、「毫無意義」等負面念頭。這時，如果身邊有共同目標的同伴在，不僅能得到「某人瘦不下去時都會做某事」之類的情報，有助於找到突破辦法，同時也會成為振奮沮喪心情的契機，心想：「既然她能做到，自己也能做到！」

「找人一起」運動的方法有很多種。

首先可以找伴侶、朋友或家人等身邊的人一起快走或跑步，或是上健身房。參加跑步社團、網球等運動社團或學校，也是不錯的方法。

健身房的話，除了一個人默默做重訓和跑步機之外，還可以參加健身房的集體訓練。當然也可以找個人教練。

認為「話雖如此，我還是覺得一個人比較輕鬆……」的人，可以利用社群平台尋找運動夥伴或是上網公開減肥，上傳每天訓練的內容及成果也相當有效。

他人的讚美與鼓勵是維持運動動力的極大力量。不論是現實中或是社群平台都行，不妨尋找一同互相勉勵的夥伴及啦啦隊吧。

Q09 到頭來還是不吃才會瘦？

A

YES!

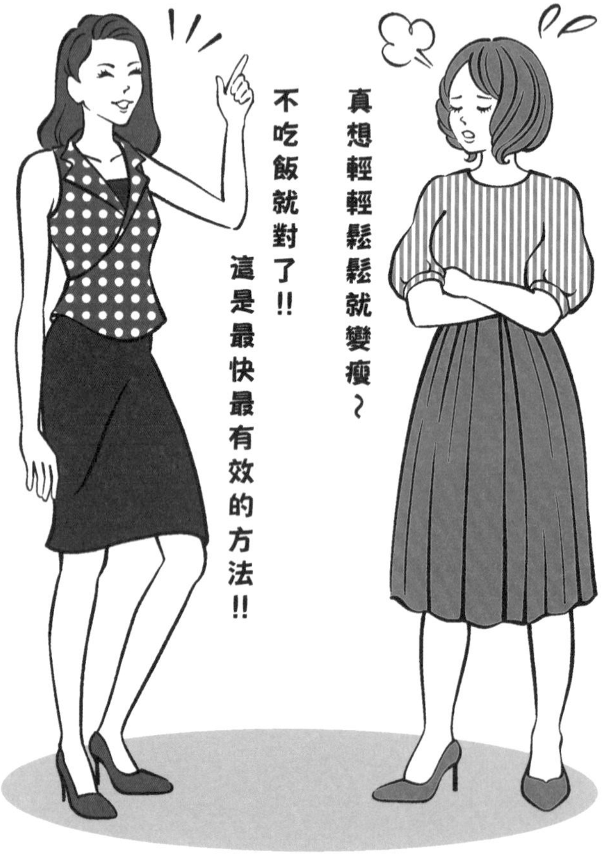

真想輕輕鬆鬆就變瘦～
不吃飯就對了!!
這是最快最有效的方法!!

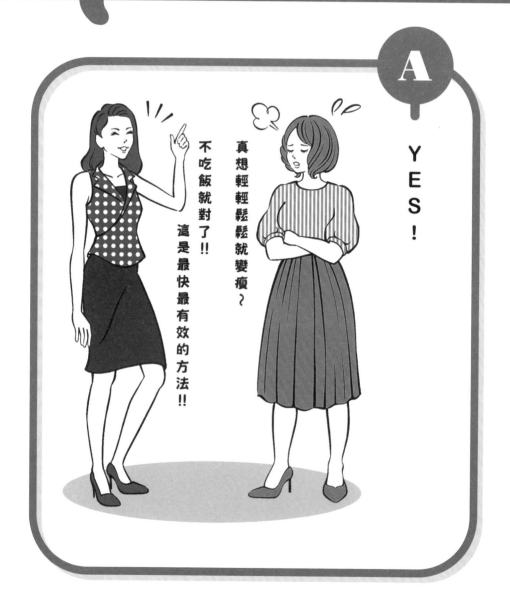

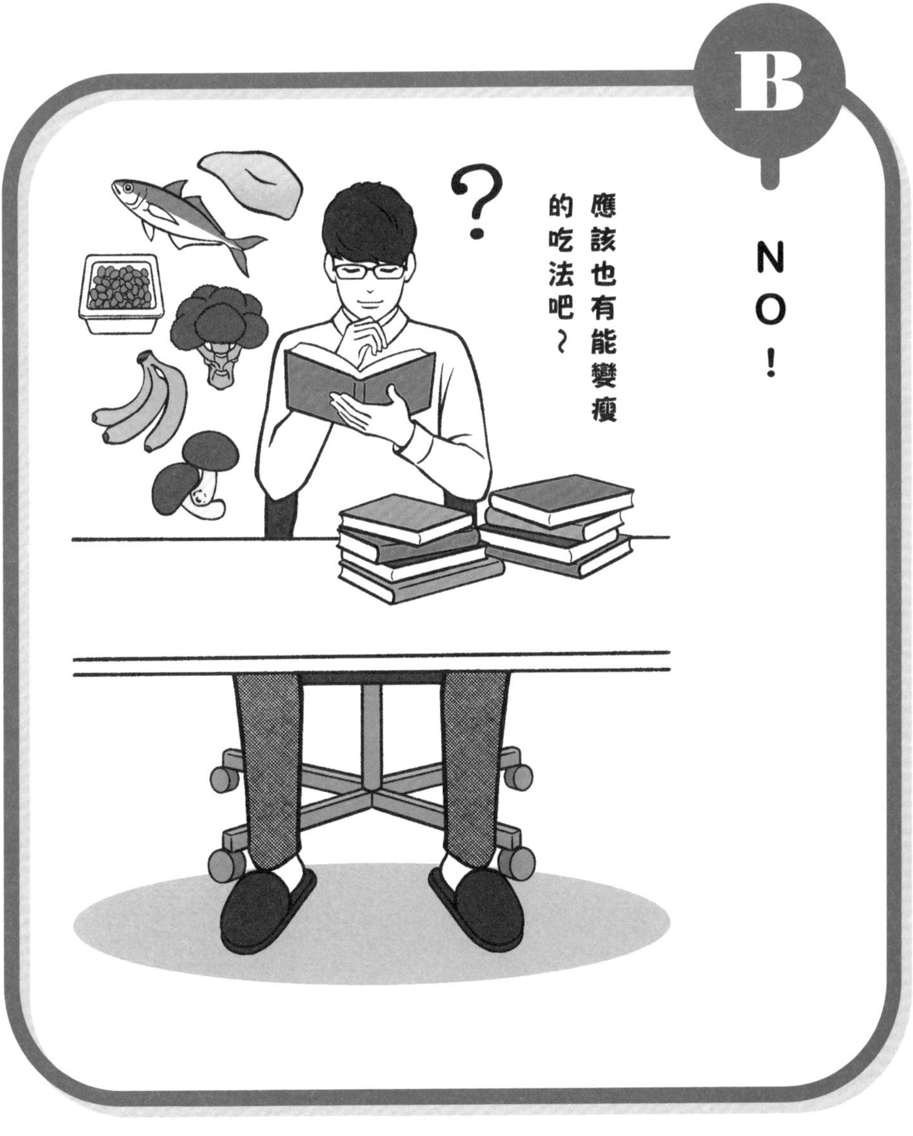
B
NO！
應該也有能變瘦的吃法吧～
?

正確答案是這個！

B

NO！

進食就會發胖？ 不對，不吃才會發胖。

「減肥成功的黃金法則」只有三項：「減少攝取熱量」、「增加消耗熱量」、「增加肌肉量」。只要每天消耗的熱量高於攝取熱量，就能減少體脂肪，任誰都會變瘦。

在飲食稍微下點工夫，就能減少攝取熱量。舉例來說，將白飯從大碗減少為一般飯量、點心從脂質含量多的西式點心改成和菓子、主菜不要吃油炸物或快炒，改成燉煮或燒烤的魚類及肉類等。像這樣，只要稍微用點心就能無痛減少熱量攝取。

另一方面，也有不少人進行極端的飲食控制而再三失敗。

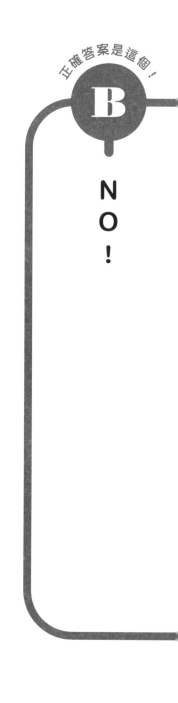

透過極端的飲食控制減肥最麻煩的一點，就是短時間能降低體重，外表也會明顯變瘦。由於只需幾天或幾週就能感覺到變化，「瘦下來了！」的成就感也相當大，所以大家才會「忍不住嘗試」。

可是，持續極端飲食期間肯定會營養不足。這麼一來，儘管肉眼看不到，不僅體脂肪，連肌肉量也會不斷減少。這也是造成復胖及易胖體質的原因。

我們做教練的苦口婆心建議想瘦的人「要增加肌肉」，就是因為**肌肉會自動消耗大量熱量**。只要增加一公斤肌肉，消耗熱量就會增加約五十大卡；若增加兩公斤肌肉量，消耗熱量就會增加一百大卡。換句話說，就會變成不需減少食量也能消耗比以前多一百大卡熱量的體質。

反過來說，若肌肉量比現在少兩公斤，並維持和之前一樣的飲食生活，就會多出約一百大卡熱量變成體脂肪儲存。

身體最需要消耗大量熱量的器官就是肌肉。不斷進行極端的飲食控制，就會造成製造肌肉的材料「營養」不足，使肌肉量不斷減少。肌肉量減少了，消耗熱量也會減少。也就是說，**極端的飲食控制是與減肥的黃金法則「增加消耗熱量」、「增加肌肉」背道而馳的方法**。

讀到這裡，已經了解「只要進行肌力訓練，增加肌肉量就能變瘦」的讀者，請繼續看下去。這裡有個容易陷入迷宮的陷阱。

剛才已經跟各位提到過，增加肌肉量就能增加消耗熱量，體脂肪也容易減少，不易增加。想要增加肌肉量，肌力訓練是最快的捷徑。不過，光靠肌力訓練並不能製造肌肉。說到底，若身體沒有吸收營養，即使進行訓練也無法有效率地增加肌肉量。

在細問之下，「做肌力訓練卻增不了肌」的人是「為了減肥而做肌力訓練」，因此他們有進行嚴格的飲食控制，或是大幅減少攝取熱量的傾向。

說得極端一點，只要攝取熱量為零，任誰體重都會減輕。可是即使在這種狀態下做肌力訓練，由於營養不足，自然不會增加肌肉量。這麼一來，不管再怎麼努力做訓練，也不會達到「打造易瘦身體」的目標。

「不吃就會瘦」並沒有錯，可是不進食的生活不可能一直持續下去，總有一天會「停止變瘦」。**不要光是控制攝取熱量，還要增加肌肉量時常活動身體，這三項條件都滿足後，減肥才會成功。**讓我們以打造邊吃邊緊實身體、吃不胖的身體為目標吧！

小知識

肌肉增加了，
消耗熱量也會跟著增加

每增加1kg肌肉，消耗熱量就會增加約50㎉！若＋2kg肌肉，消耗熱量就會＋100㎉，＋3kg肌肉，消耗熱量就會增加約150㎉，變成容易燃燒熱量的身體。

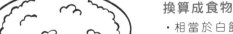

150㎉的基準

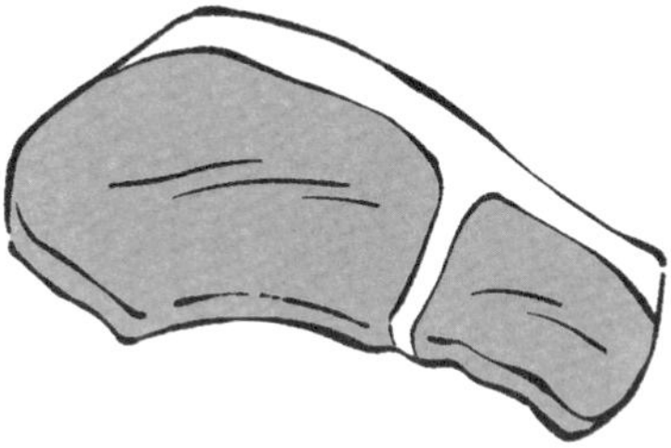

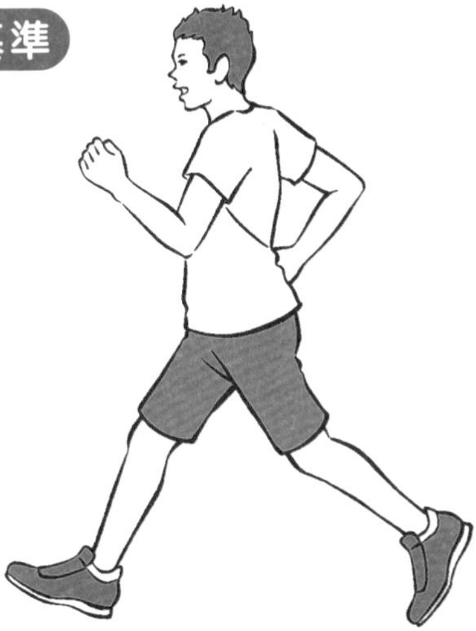

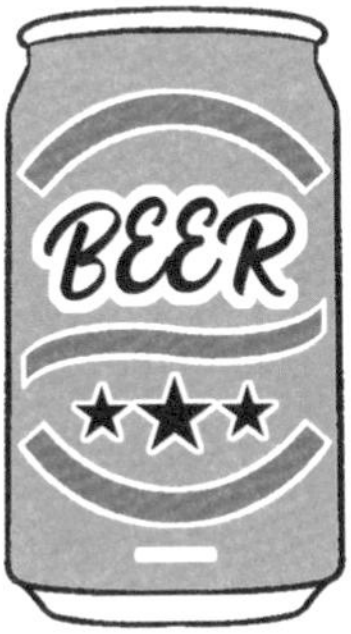

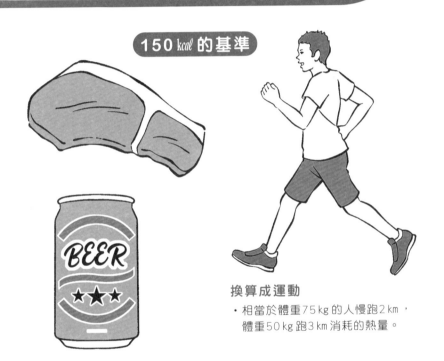

換算成運動

・相當於體重75kg的人慢跑2km，體重50kg跑3km消耗的熱量。

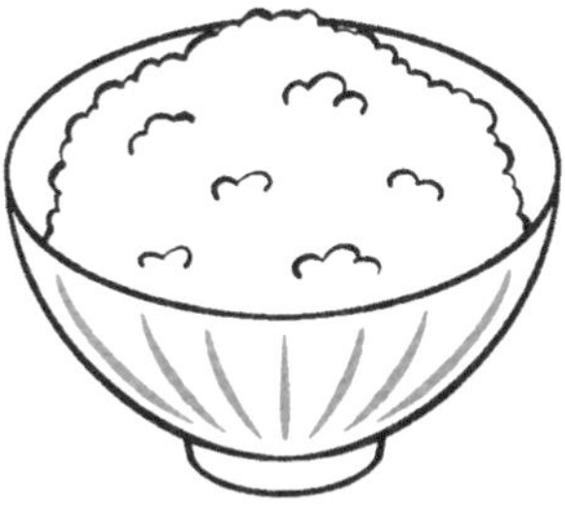

換算成食物

・相當於白飯90g、豬肉紅肉里肌肉100g、大鮪魚腹1貫、板狀巧克力½片（約25g）、御手洗糰子1支（80g）、一罐啤酒（350㎖）、拿鐵咖啡1杯 等。

Q10 何時開始做肌力訓練最有效？

A 就從現在這個瞬間開始

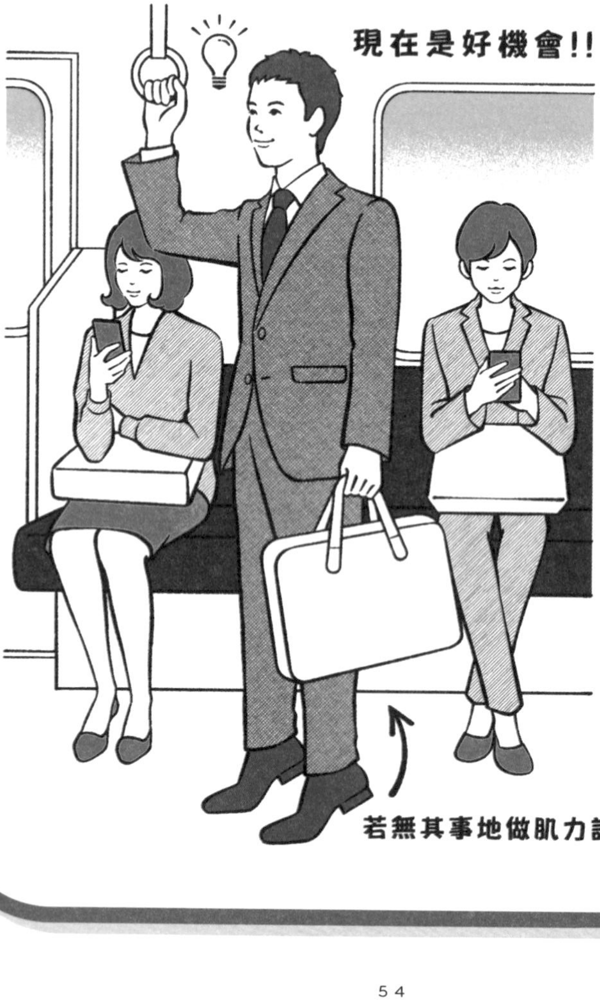

B 從代謝容易上升的春天開始

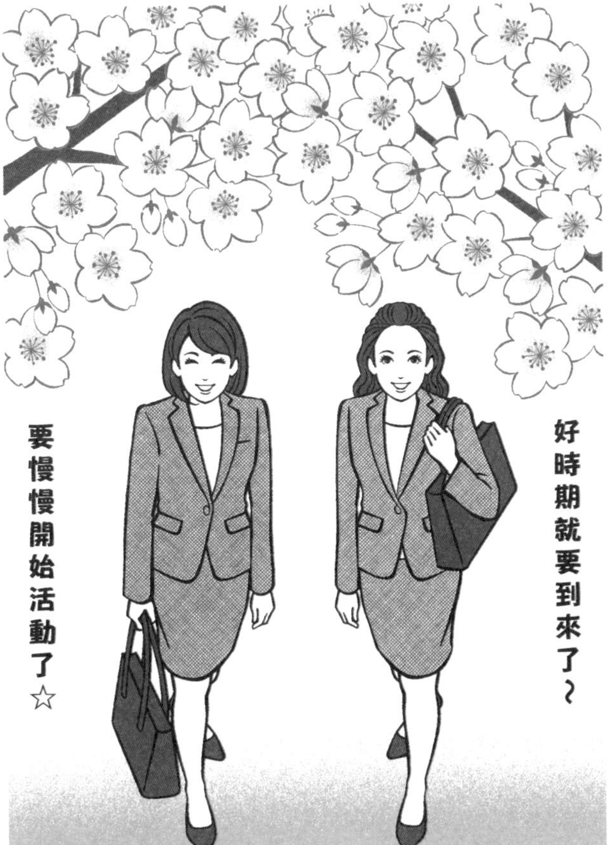

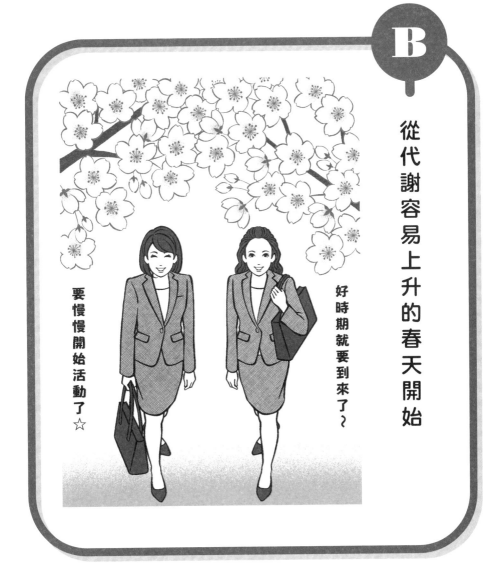

正確答案是這個！

A

就從現在這個瞬間開始

愈年輕愈有效，現在這個瞬間就是最年輕的時候。

人如果完全不運動，超過二十歲之後，肌肉就會以每年約百分之一的比例減少。取而代之的是體脂肪的增加。粗略計算，體重會每年增加一公斤。一想到體脂肪以這個步調持續增加十年甚至二十年，不覺得相當恐怖嗎？

肌肉最棒的一點，就是不管從幾歲開始都能進行鍛鍊。

肌肉增加的速度在十幾歲、二十幾歲時是最快的，不過即使在六十幾歲、七十幾歲，甚至到了九十幾歲，只要持續做肌力訓練肌肉量一定會增加。

在開頭已經提到過，人一過了二十歲肌肉量自然就會減少。因此，**若要開始進行肌力訓練，肌肉量最多的「現在」就是最佳時機。**

此外，肌肉也可以「儲肌」。一旦增肌了，即便在停止運動後，身體也會記住「增肌時的記憶」，稱之為「肌肉記憶」，即使有一段時期停止肌力訓練，只要再度鍛鍊就能喚醒肌肉的記憶，比起從零開始鍛鍊時，短期間內就能回到原本的肌肉量。

因此，只要趁現在多增肌，往後就會變輕鬆。

超過二十歲之後，肌肉馬上就會衰減。再加上平時沒有走樓梯、飲食靠外送、打掃都交給掃地機器人等，平常都沒有活動身體，肌肉就會急速衰減。到頭來，等察覺後就變成小腹突出的中年體型了。非但如此，恐怕還會罹患代謝症候群，甚至無法用自己的腳走路。

擇日不如撞日。與其悠哉等待溫暖的季節來到，不如早一天開始，鍛鍊才會更有效率。一旦起了嘗試的念頭，不論是伏地挺身還是深蹲都可以，請從現在就能馬上進行的訓練開始做起吧。

Q11 做伸展操瘦得了嗎？

A 當然瘦得了！

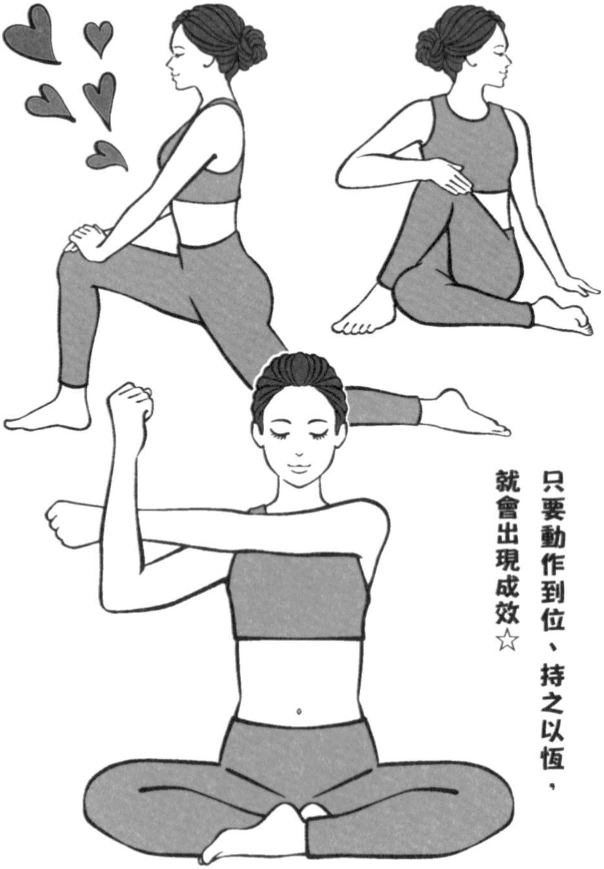

只要動作到位、持之以恆，就會出現成效☆

B

只靠伸展操是瘦不了的

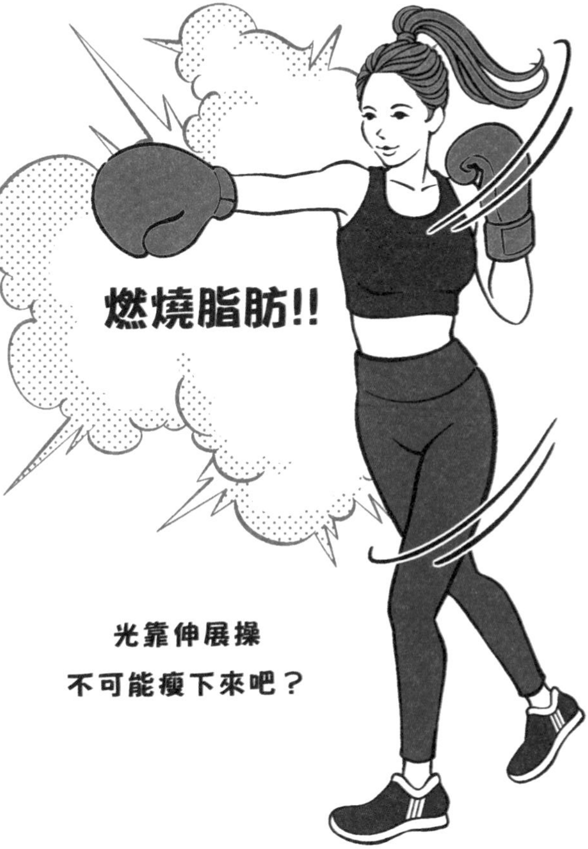

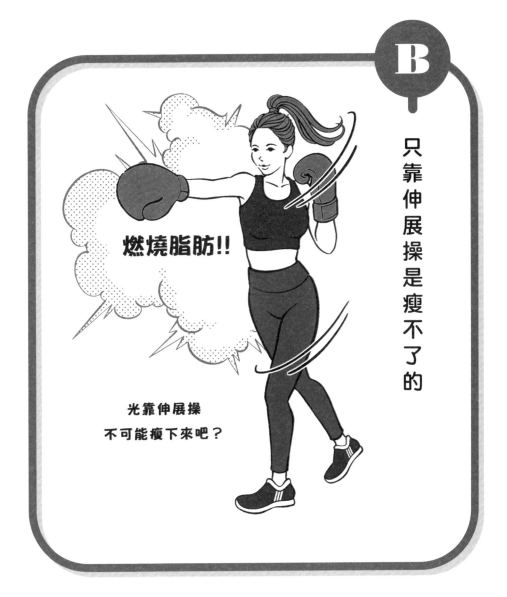

正確答案是這個！

B

只靠伸展操是瘦不了的

「做伸展操能變瘦嗎？」就跟「丟垃圾能變瘦嗎？」的意思差不多。

在Q9（P50）已經提到過，只要每日消耗熱量高於攝取熱量，任誰都能確實變瘦。

因此，除了實踐：

①增加肌肉

②增加消耗熱量

③減少攝取熱量

三大黃金法則外，別無他法。

那麼，伸展操究竟符合減肥三大原則當中的哪個原則呢？

首先是①。肌肉需不斷重複訓練、受傷、修復的過程才會有肌肥大的效果，也就是使肌肉的尺寸變大，增加肌肉量。不過遺憾的是，伸展操不會給予肌肉強到會受傷的刺激，因此並不符合。

其次是②，伸展操的消耗熱量相當低，成效不彰。

「METs」是表示身體活動強度的一種單位，是計算運動消耗熱量的指標。將伸展操的強度換算成METs，約2METs（參照P63），和倒垃圾的強度幾乎相同。換句話說，「只做伸展操能變瘦嗎？」這個問題就跟問「只要去丟垃圾就會變瘦嗎？」是一樣的。

當然，伸展操並非飲食，自然也不符合③。由上述可知，「只靠伸展操」想變瘦相當困難。

有時間做伸展操倒不如去做肌力訓練或有氧運動，後者才是變瘦的捷徑。尤其是沒有運動經驗、肌肉少的人，建議優先做肌力訓練。**先增加肌肉，打造代謝良好的身體，之後再做有氧運動促進體脂肪燃燒，這才是最有效率的計畫。**

只是，伸展操也不全然「零瘦身效果」。比方說身體僵硬，或是常出現肩膀痠痛、腰痛等不適症狀的人，也可以從伸展操開始著手。

身體僵硬的話，無論如何都會容易覺得痠痛、疼痛及疲勞。習慣做伸展操使身體變柔軟後，就能從慢性不適症狀獲得解放。身體狀態好轉了，走路及頻繁活動身體就不會覺得吃力，自然就會提高每天的活動量。

像這樣，光做伸展操雖不會變瘦，卻能打造易瘦體質。

諸如「要我突然做肌力訓練及有氧運動辦不到」、「因運動不足導致身體過於僵硬」、「身體感到痠痛和疼痛」的人別太貪心，請先從伸展操開始做起吧。

事實上，我在訓練身體非常僵硬的客戶時，也是從調整身體狀況開始著手，擬定打造容易運動的身體計畫。

從打造活動的身體開始著手絕對不是「繞遠路」。只要紓解身體僵硬，減輕痠痛及疼痛的症狀，自然會萌生「稍微走走吧」、「還是走樓梯吧」等念頭。

之後，若「身體變軟容易活動」、「疼痛減輕了」、「有精神多了」，就請挑戰下一步「肌力訓練」吧。

小知識

「METs」是表示身體活動強度的單位

將一個人在躺下或坐著放鬆等安靜狀態時設定為「1」MET，就能知道進行運動活動時會消耗幾倍能量。

根據METs表確認消耗能量

運動活動	METs	生活活動
	1	安靜坐著的狀態（1） 文書工作（1.5）
瑜伽、伸展操（2.5）	2	料理、洗衣服（2.0） 丟垃圾（2.5）
輕度肌力訓練（3.5）	3	帶狗散步（3.0） 用吸塵器打掃（3.3） 打掃浴室（3.5）
快走（4.3） 水中步行（4.5）	4	騎自行車（4.0） 慢慢爬樓梯（4.0） 通勤與上學（4.0）
速度相當快的快走（5.0）	5	跟小孩玩耍（5.8）
登山（6.5）	6	拿鐵鏟鏟雪（6.0）
慢跑（7.0）	7	
騎自行車旅行（8.0）	8	快速爬樓梯（8.8）
跳繩（12.3）	12	

「修訂版『身體活動的METs表』」（國立健康營養研究所）

COLUMN

如何挑選運動訓練影片？

近年來，肌力訓練、瑜伽、伸展操等的教學影片都相當豐富。影片網站的優點是，想運動的瞬間就能在家馬上嘗試，還能輕鬆找到自己喜歡的運動。

相反地，有一點要注意的是，由於任何人都能上傳影片，因此也會有許多錯誤資訊。能夠愉快運動固然重要，若持續使用錯誤的方法或勉強活動，恐怕會受傷。因此找到中意的影片，開始進行訓練前，確認影片上傳者是哪方面的專家、擁有哪些證照或資格、從事哪些活動等也很重要。

想要「早日變瘦」、「想擁有好身材」的人，往往會被「挑戰仰臥起坐一百下！」、「距離夏天還有一個月，緊實掰掰袖！」等影片所吸引，這些都不是即將開始運動的人最優先選擇的訓練。原因在於腹肌和手臂屬於小肌肉，消耗的能量少運動效率差的緣故。

剛開始應該選擇使用下半身為主的訓練影片。比方說，以深蹲為主的訓練程序及舞蹈訓練等。行有餘力的話，可以加看針對想緊實（想鍛鍊）部位的肌力訓練影片。

運動訓練影片以短片居多，可以的話最好能搭配伸展操影片，提昇肌肉的柔軟度。

中級篇

增進知識

Q12 如要訂立目標該選哪個？

A

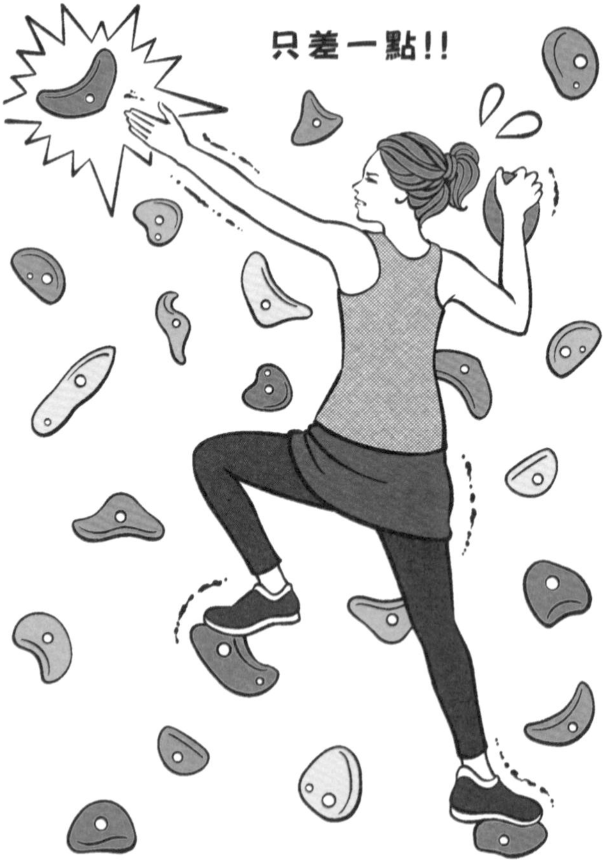

目標最好介於「做得到與做不到」之間！

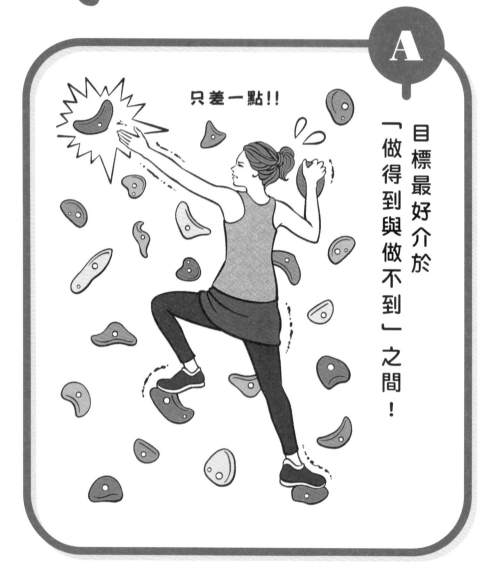

B

最好以確實做得到、游刃有餘的程度為目標

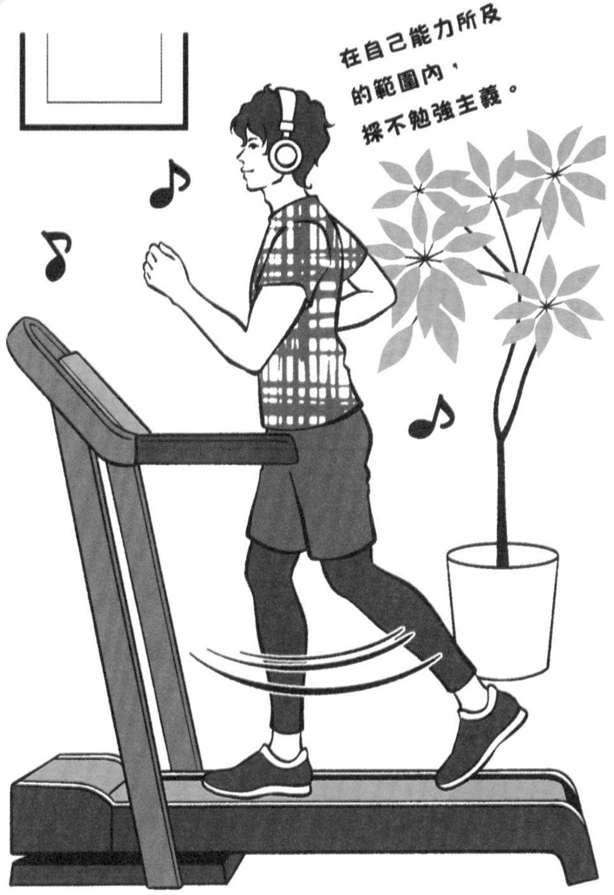

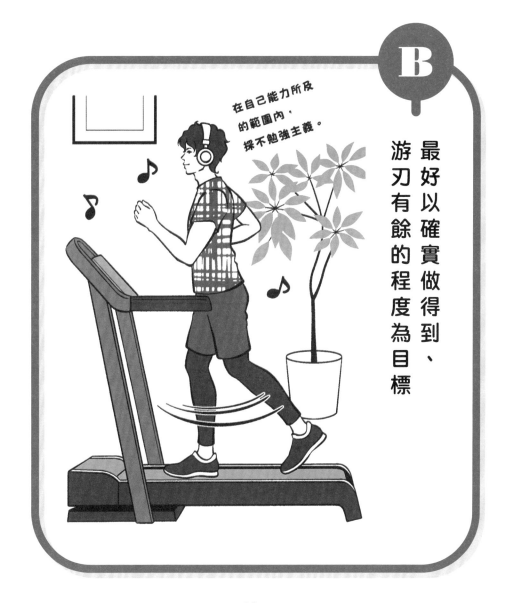

正確答案是這個！

A

目標最好介於「做得到與做不到」之間！

將目標設定在預期達成率百分之五十，可以提高減肥的成功率。

開始減肥後容易受挫的人，往往有將目標難度設定得相當高的傾向，像是「想在兩星期內讓小腹凹下去」、「想兩個月減掉十公斤」等。

可是，為了達成高遠的目標，當然就得嚴格控制飲食，訓練內容也變得困難，因此無論如何都會遇到挫折。

話雖如此，就算設定能輕鬆達成的目標，對身體的刺激也不夠。實際感受不到減肥效果，也是減肥受挫的原因之一。

其實，減肥成功的人們都有一個共通的特點，那就是「擅長設定目標」。

人在達成目標後，大腦就會分泌有「幸福荷爾蒙」之稱的腦內物質（神經傳導物質）多巴胺，讓人體會到幸福充實的感覺。然後因為想要「再次體會這種幸福感」，才會反覆做同樣的行動。

換句話說，藉由設定能讓大腦分泌多巴胺的目標，就能大幅提高減肥的成功率。

目標設定得太高或過低都不能獲得成就感，所以無法分泌多巴胺。**設定能促使多巴胺大量分泌的目標，重點在於自己認為「這個目標或許能夠達成」，也就是以「做得到與做不到（fifty-fifty）」的界線來設定目標**。說白一點，就是達成率百分之五十的程度。

剛開始達成率百分之五十的目標，在不斷達成的過程中就會變得能輕鬆達成。這麼一來就可以進階到下一級，比方說運動就可以增加做的次數或負荷等。然後隨著每次達成目標，能做的動作也會愈來愈多，就會愈接近「自己理想的身體」。

小知識

將目標設定在成功率「50－50（fifty-fifty）」才正確

想要防止挫折，最重要的是相信「自己能夠順利達成」。只要設定正確的目標，過去不擅運動及控制飲食的人也能大幅提高持之以恆的可能性。

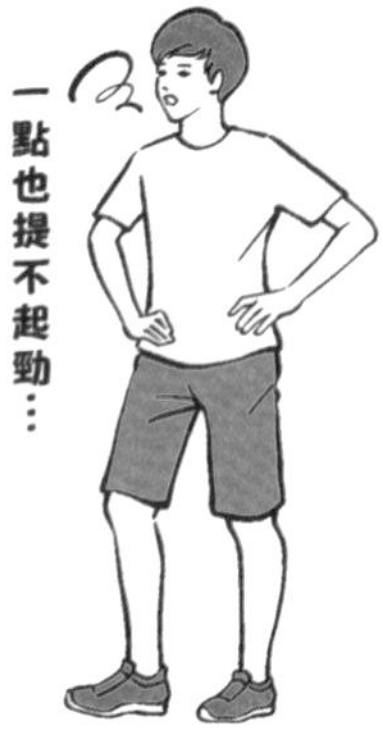

一週深蹲1次，每次10下×2組就能輕鬆做到！

✕目標太低了

目標太簡單不會獲得成就感，無法提升「還想再做」的動力，當然也沒有效果。

一週深蹲5次，每次20下×5組，挑戰深蹲100下

✕目標太高了

目標太困難無法照預定計畫進行，會因為「做不到」的失敗體驗而降低動力。

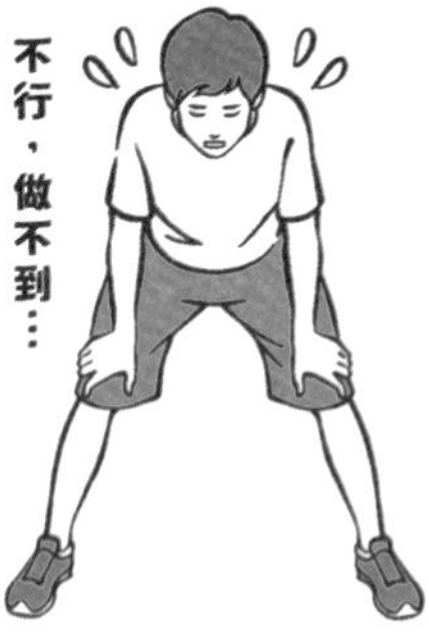

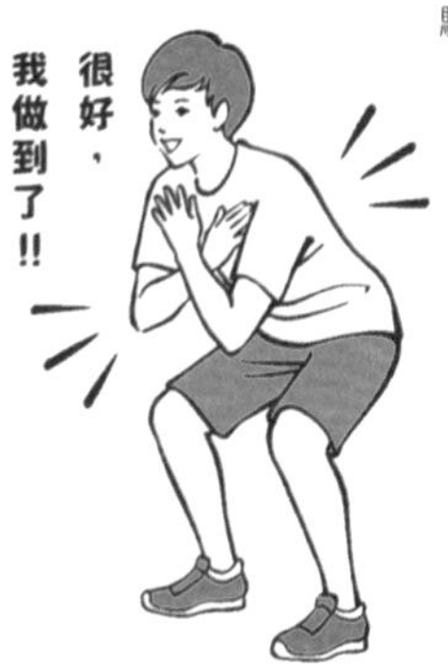

一週深蹲3次，每次20下×2組或許能做到？

○目標設定在50－50的程度

若目標「做得到做不到」的機會為50－50的話，一旦達成就會獲得很大的成就感，心想「自己也能做到」、「還想再做！」自然會提高動力，持之以恆。

先寫下具體的運動計畫

首先打開筆記本，一邊思考自己的生活形式及工作步調，一邊擬定預期達成率50%的運動計畫，再來只要努力達成就好。這時，重點在於計畫盡量寫得具體些，像是何時做肌力訓練和有氧運動、頻率是多少等。

預期	
0%	根本做不到
10%	
20%	八成做不到
30%	
40%	
50%	說不定可以做到
60%	
70%	大概做得到
80%	
90%	
100%	絕對做得到

例如：以肌力訓練為例（伏地挺身）

這個程度應該能做到吧？

伏地挺身20次1組　一週1次	100%
伏地挺身20次1組　一週2次	90%
伏地挺身20次2組　一週2次	50%
伏地挺身20次2組　一週3次	30%
伏地挺身20次3組　一週4次	0%

其實想要執行這個計畫，但似乎不可能……

例如：以有氧運動為例（爬樓梯＆慢跑）

這實在太簡單了，難度稍微再拉高點

在車站一定走樓梯	100%
在車站及辦公室一定走樓梯	90%
每天在車站及辦公室都走樓梯＆一週1次慢跑5km	50%
每天在車站及辦公室都走樓梯＆一週2次慢跑5km（共計10km）	30%
每天在車站及辦公室都走樓梯＆一週3次慢跑5km（共計15km）	10%
每天在車站及辦公室都走樓梯＆一週4次慢跑5km（共計20km）	0%

Q13 只做一件事的話你會選哪個？

A 提早一站下車走路

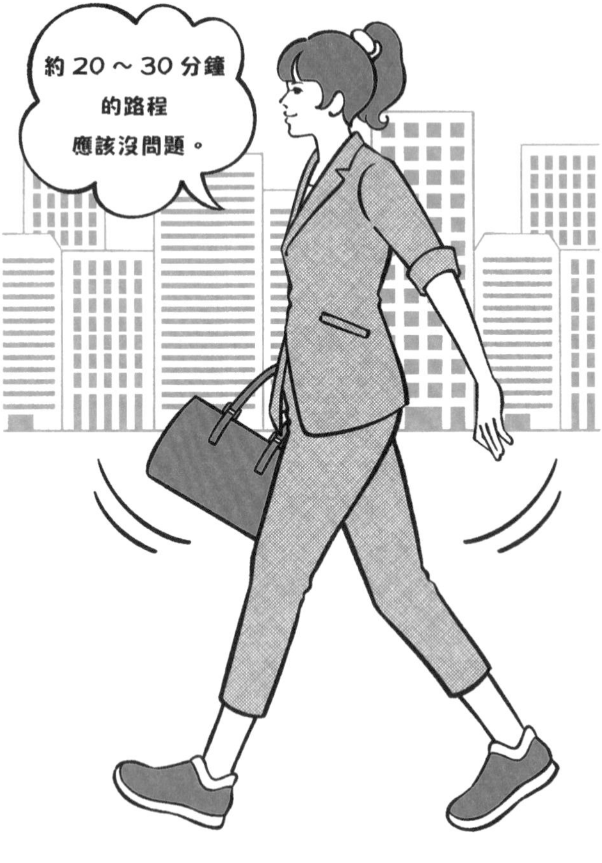

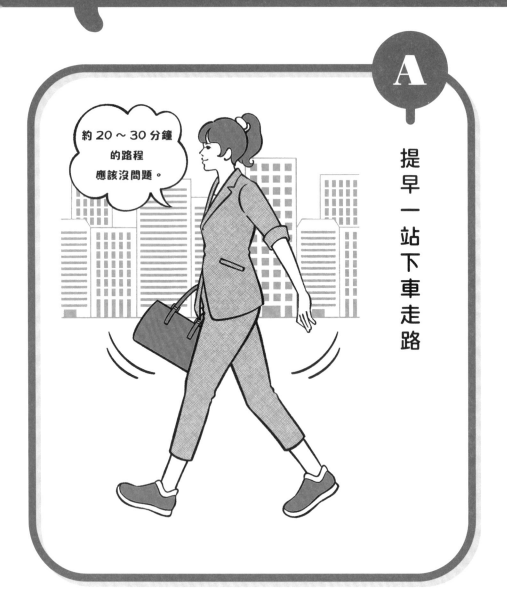

B

在車站都走樓梯

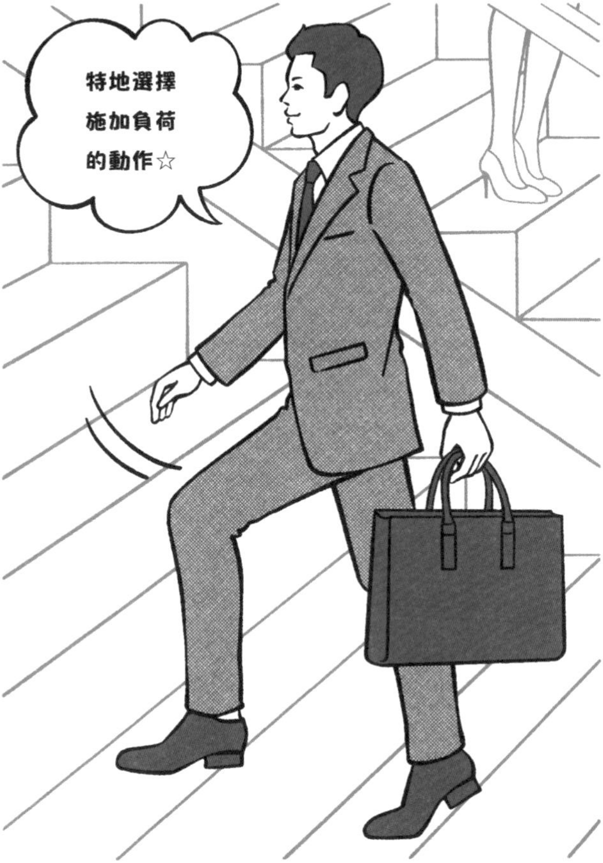

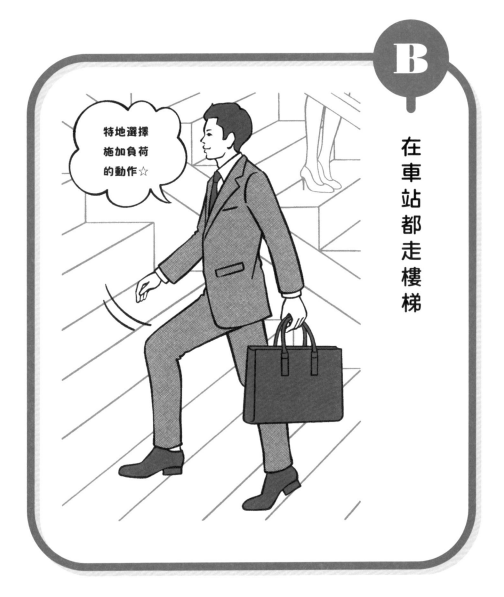

正確答案是這個！

B

在車站都走樓梯

「提早一站下車走路」其實沒有必要。

常看到減肥相關文章中會提到「藉由邊打掃或看電視邊做輕度運動，有效率地瘦身吧」，也就是「順便運動」。

坦白說，光靠「順便」程度的運動不足以對身體施加足以增加肌肉量的負荷，也不會大幅提高日常生活的活動量。

肌肉必須透過訓練，不斷重複受損及修復的過程才會增加。因此，**想要改變身體就必須做高強度運動，帶給身體足以破壞肌肉組織的強烈刺激（負荷）**。遺憾的是，就算持續進行可「順便」進行的輕度運動，也不會變瘦。

「比平時搭的車站提前一站下車，走路回家或上班吧。」

這也是能利用通勤或上學時間進行，最具代表性的「順便運動」。不過對於有體力在平地行走的人而言，只走一站的距離屬於日常動作，稱不上是運動（如果一站的距離為五公里則另當別論……）。有時間多走一站，倒不如提早回家進行下半身肌力鍛鍊，還比較有減肥效果。

唯一具有「順便瘦身」效果的方法，就是上下樓梯。

在上下樓梯時，我們都是靠單腳來支撐身體，這個動作能提高下半身的肌力，而且消耗熱量竟和跑步幾乎一樣。常搭電梯或手扶梯的人只要從今天起改成走樓梯生活，身體就能確實改變。

通勤時不會使用有樓梯的車站或天橋的人，可以在公司或居住的公寓改靠樓梯來移動，這也是不錯的方法。對體力沒自信的人，可以從每天上下相當於五層樓階數的樓梯開始著手。不需要一口氣爬完，只要一天爬的樓梯階數總計「五層樓」即可。請分二到三次挑戰看看。

順帶一提，我的客戶們將日常生活改成生活範圍內的所有場所——車站、辦公室、自宅公寓及百貨公司等——一律走樓梯後，所有人都在兩個月內減少體脂肪且肌肉量增加，百分之百變瘦了。

走樓梯不僅能縮短平白等待的時間，也增加肌肉，燃燒體脂肪，還能增進體力，不覺得好處多多嗎？請各位姑且一試，從今天起嘗試過兩個月走樓梯生活吧。

雖然我在前面提到沒必要提前一站下車走路，但我沒有否定快走的意思。快走雖不能增加肌肉，但根據走路方式而定，可以提高熱量消耗。

訣竅在於從「散步」變成「運動」。比起「走了幾步」，應將重點放在「運動強度是否足夠」上。

散步與運動的區別，關鍵在於身體感覺到的「吃力度」。走路時手腳要大幅擺動，以呼吸有些急促的速度活力充沛地快走，並以身體會出汗、有點喘的強度持續走下去。

想利用通勤時走路的時間減肥的人，不僅要走樓梯，也要實踐活力充沛地快走（P77）。

想將快走當成每日運動習慣的人，當然也要遵照這個步調快走。

試試看

提高熱量消耗
活力充沛地快走

快走是不擅運動的人也能馬上習慣的運動之一。
下面就來學習作為「運動」而非「散步」的快走方式吧。

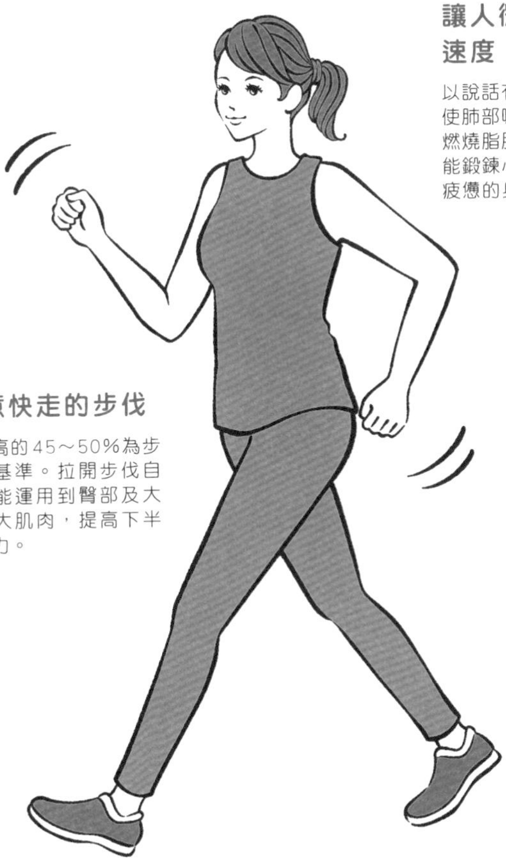

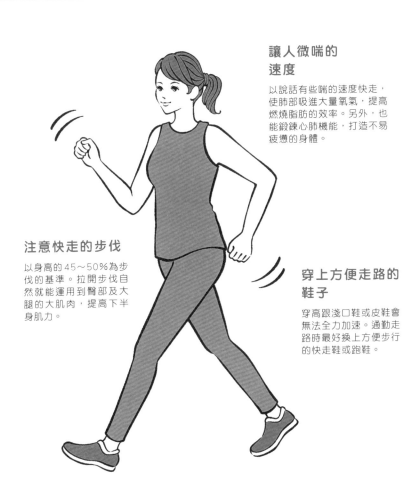

讓人微喘的速度

以說話有些喘的速度快走，使肺部吸進大量氧氣，提高燃燒脂肪的效率。另外，也能鍛鍊心肺機能，打造不易疲憊的身體。

注意快走的步伐

以身高的45～50%為步伐的基準。拉開步伐自然就能運用到臀部及大腿的大肌肉，提高下半身肌力。

穿上方便走路的鞋子

穿高跟淺口鞋或皮鞋會無法全力加速。通勤走路時最好換上方便步行的快走鞋或跑鞋。

Q14 為什麼做伸展操身體還是很僵硬？

A 因為全身僵硬

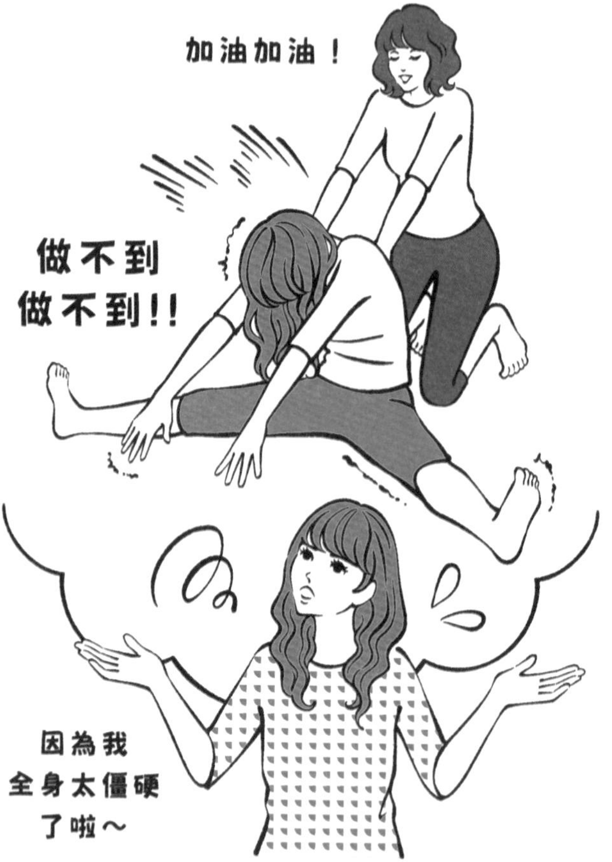
加油加油！
做不到
做不到!!
因為我
全身太僵硬
了啦～

B

因為搞錯伸展的部位

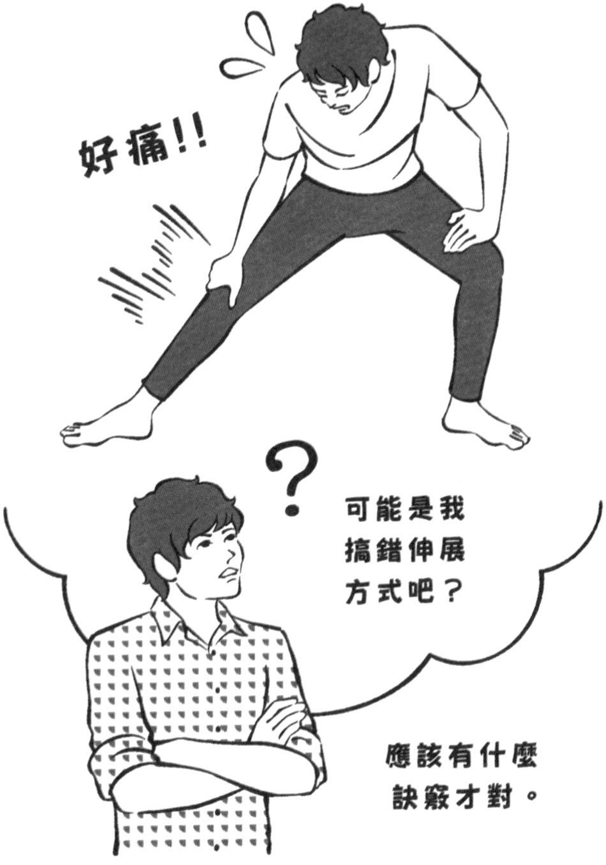
好痛!!
可能是我搞錯伸展方式吧？
應該有什麼訣竅才對。

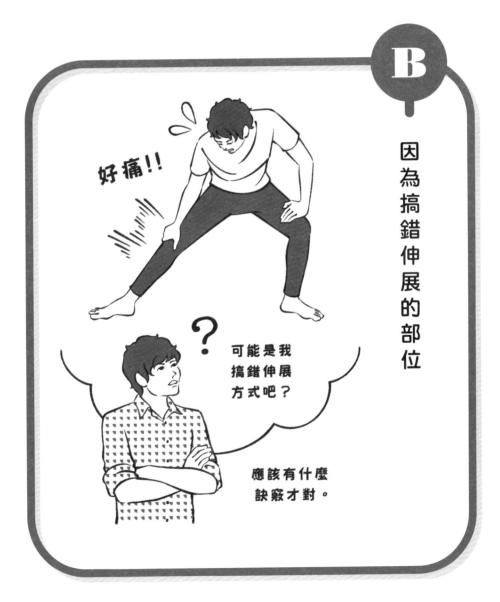

正確答案是這個！

B

因為搞錯伸展的部位

沒有人會全身都僵硬。

明明有持續做伸展操，身體仍然沒有變柔軟……相信有不少人都有這種煩惱。

大家都以放棄的口吻說：「因為我身體太僵硬了。」可是全身僵硬的人並不存在，只是搞錯伸展部位及伸展方式了。

說到底，為什麼各位覺得做完伸展操身體就會變柔軟呢？有很多人認為：「肌肉變柔軟了就能像橡膠一樣伸縮」，其實沒這回事。

肌肉乃是肌原纖維的集合體。肌原纖維是由肌動蛋白、肌凝蛋白等蛋白質構成的肌小節（sarcomere）所組成。只要持續做正確的伸展操，就能增加肌小節的數量，使肌肉變長（詳見P87）。肌肉變長了，關節的可動範圍就會擴大，自然會提昇柔軟度。

然而，這裡出現一個問題。人類的肌肉有硬有軟，當人在做伸展操時，常會有不自覺努力伸展本來就柔軟的肌肉的傾向。這是因為，伸展柔軟度高的部位感覺會很舒服。可是，這樣就會造成柔軟的部位變得更柔軟，僵硬的部位變得更僵硬。

伸展操的重點在於優先伸展僵硬的肌肉。84～86頁有柔軟度測試。請自行檢測哪個部位比較僵硬，再針對柔軟度不足的部位做伸展操。

另外，柔軟度剛好的部位可以不用每天伸展，不過為避免肌肉變得僵硬，建議定期做伸展操。只要採取正確的方法，默默地持之以恆，任誰都能擁有理想的柔軟身體。

接著馬上就來告訴各位真正有效的三大伸展訣竅。

一定能提昇柔軟度的伸展訣竅

①每天做伸展操持續二～三個月

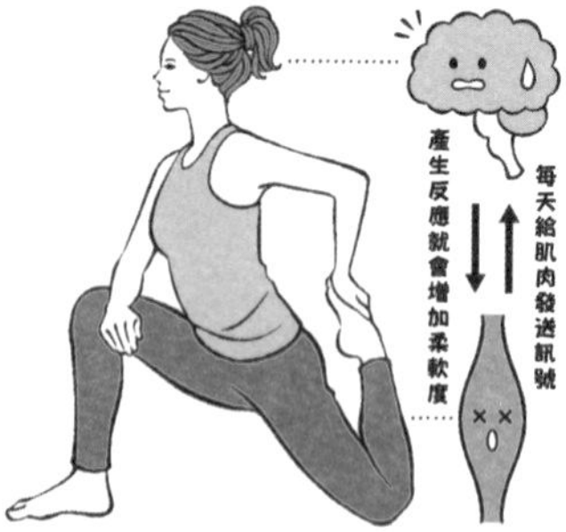
每天給肌肉發送訊號
產生反應就會增加柔軟度

每天持續做伸展操伸展肌肉，大腦就會產生反應：「為什麼每天都要如此伸展肌肉？這樣肌肉豈不是會斷掉嗎？」為了保護身體，大腦就會進行細胞分裂，使肌原纖維變長，自然就會提高柔軟度。

重要的是**每天持續對肌肉發送「不快點長肌肉就會斷掉喲！」的訊號**。

每天持續伸展肌肉，約二～三個月後就會感覺到柔軟度提昇了。

②以「痛得很舒服」的強度伸展

伸展的重點在於讓大腦產生「肌肉快斷掉了！」的錯覺，因此感覺「很舒服」的微弱刺激並不能提升柔軟度。

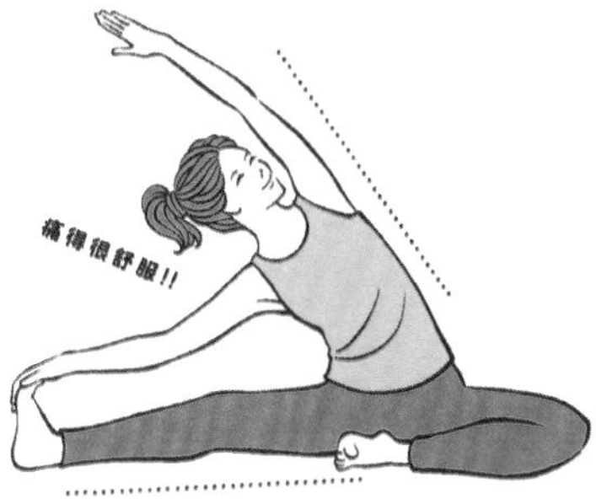

另一方面，感覺激烈疼痛的強力伸展也是不對的。肌纖維具有偵測肌肉長度的感測器（紡錘肌），若強力伸展肌肉到抖動的程度，感測器就會有反應，然後對大腦發出指令：「再繼續伸展下去肌肉真的會斷掉，趕緊收縮肌肉！」肌肉反倒會變硬。

伸展時肌肉感覺「痛得很舒服」，不會抖動，才是有效的伸展強度。

③伸展動作「維持二十～三十秒」，做二～三組

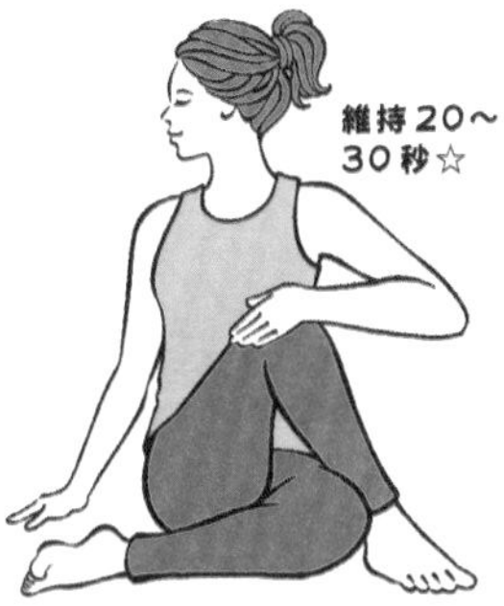

伸展每一部位時，要維持伸展動作約二十～三十秒，重複二～三組。**藉由維持伸展動作二十～三十秒，能讓肌肉從多餘的緊繃獲得解放，變得容易伸展。此外，透過重複「先舒緩再伸展」的步驟，可以提高伸展效果。**因為包覆肌肉的組織，亦即「肌膜」的抵抗會降低。

肌膜具有身體變冷時會變硬，體溫上升時就會放鬆的特徵。運動後及洗完澡後做伸展操，能夠讓全身上下的肌膜自然放鬆，使肌肉充分伸展。

試試看

柔軟度測試

針對特別想維持柔軟度的肌肉和部位檢查柔軟度。

測試方法

❶ 在快走或慢跑10～15分鐘左右後，或是洗澡後身體還很溫暖的狀態下進行測試。

❷ 不要靠彈跳及反作用力來進行，固定姿勢要維持3秒以上。

※（）內是重點伸展的肌肉名稱。

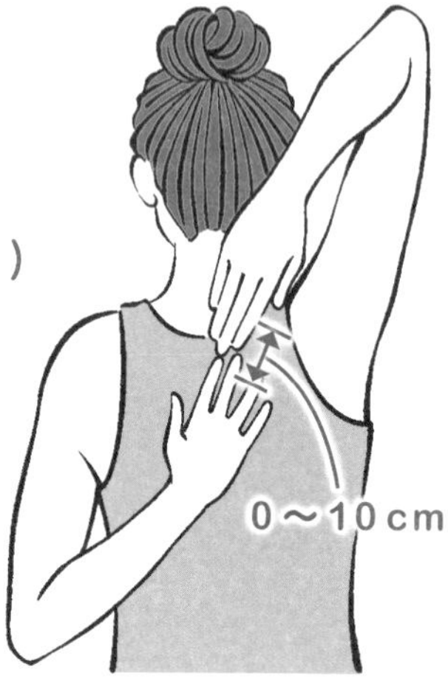

TEST1

肩關節周邊（斜方肌、背闊肌、三角肌、肱三頭肌）

☑ how to

將雙手繞到背部，根據雙手的指尖距離來診斷，左右兩邊都要測試。

- **柔軟度剛好**

雙手指尖可相互輕觸或是距離10cm以內。

- **柔軟度不足**

雙手指尖距離超過10cm以上。

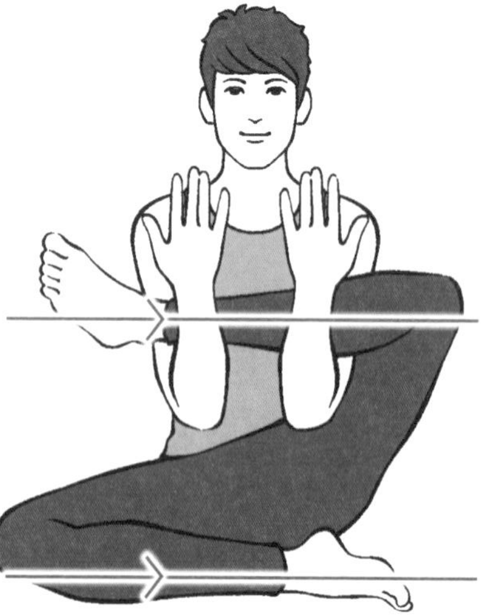

TEST2

臀部（臀大肌、臀中肌）

☑ how to

雙手穿過其中一腳的膝蓋下方後，將腳拉往胸前，左右兩邊都要測試。

- **柔軟度剛好**

不需勉強就能順利將小腿抬高到與地板平行的高度。

- **柔軟度不足**

無法將小腿抬高到與地板平行的高度。

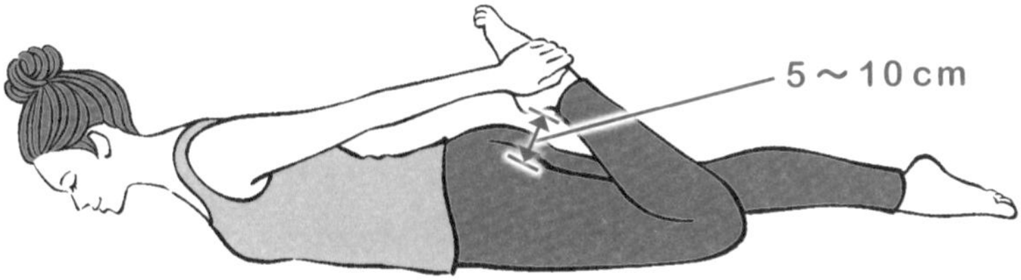

TEST3

大腿後側（股四頭肌）

☑ how to

趴在地上，用手抓住腳踝後將腳往臀部拉。左右兩邊都要測試。

● 柔軟度剛好

腳跟與臀部距離約5～10cm，不會覺得腰痛。

● 柔軟度不足

腳跟與臀部距離超過10cm以上，腰部會反折或是覺得腰痛，或者手抓不到腳踝。

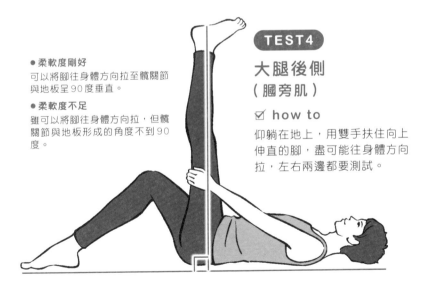

TEST4

大腿後側（膕旁肌）

☑ how to

仰躺在地上，用雙手扶住向上伸直的腳，盡可能往身體方向拉，左右兩邊都要測試。

● 柔軟度剛好

可以將腳往身體方向拉至髖關節與地板呈90度垂直。

● 柔軟度不足

雖可以將腳往身體方向拉，但髖關節與地板形成的角度不到90度。

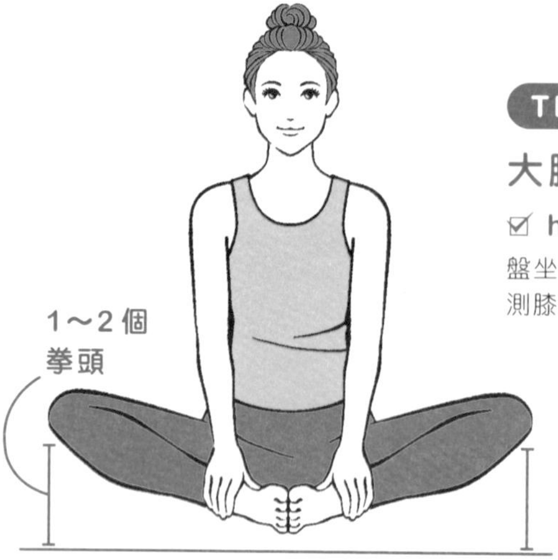

TEST5

大腿內側（內收肌群）

☑ how to

盤坐在地上，使兩腳腳掌相合，檢測膝蓋的高度。

- **柔軟度剛好**
左右膝蓋與地板之間各有相隔1～2個拳頭的間隙。
- **柔軟度不足**
左右膝蓋與地板之間各有相隔超過3個拳頭以上的間隙。

TEST6

腿部關節周邊（比目魚肌）

☑ how to

兩腳打開，相隔一個拳頭寬站立，然後蹲下。

- **柔軟度剛好**
兩腳腳跟能貼著地板蹲下，雙手能抱膝。
- **柔軟度不足**
腳跟沒有離地就會失去平衡，無法蹲下。

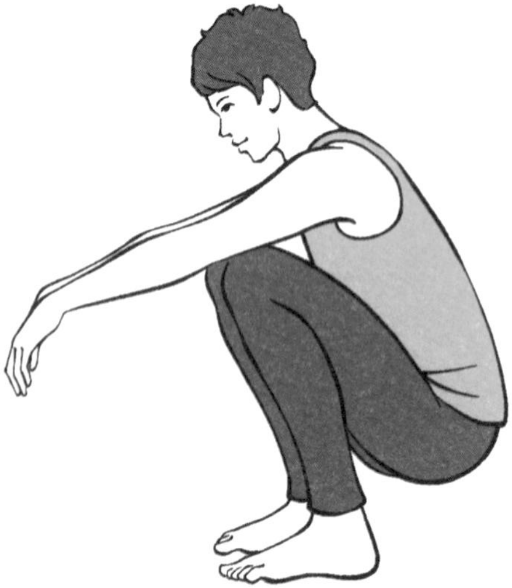

小知識

只要持續做伸展操
任誰都能提高柔軟度

只要持續做正確的伸展操，構成肌原纖維的「肌小節（sarcomere）」數量就會增加，使肌肉變長。下面將針對肌肉伸展後會如何產生變化詳細說明。

＜想像圖＞

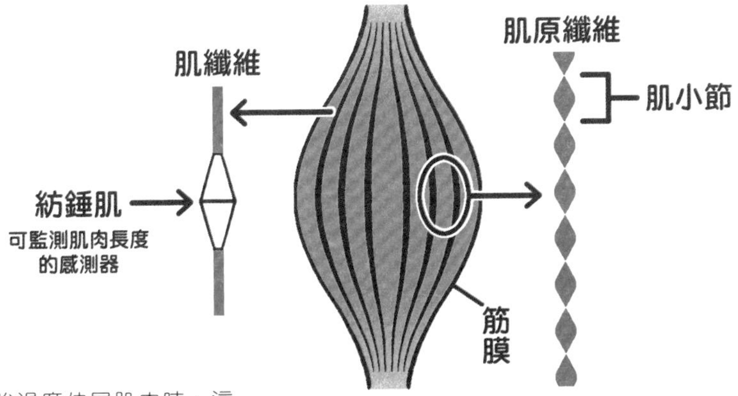
肌纖維
紡錘肌
可監測肌肉長度的感測器
肌原纖維
肌小節
筋膜

勉強過度伸展肌肉時，這個感測器就會發出「肌肉快斷掉了！」的訊號，然後肌肉就會收縮，導致無法伸展。

持續且正確地做伸展操，就能增加肌小節的數量，肌小節數量增加了，肌原纖維就會變長。這就是「肌肉變長」的機制。

Q15 肩膀痠痛沒有改善的原因是哪個？

A 因為沒有進行肌力訓練

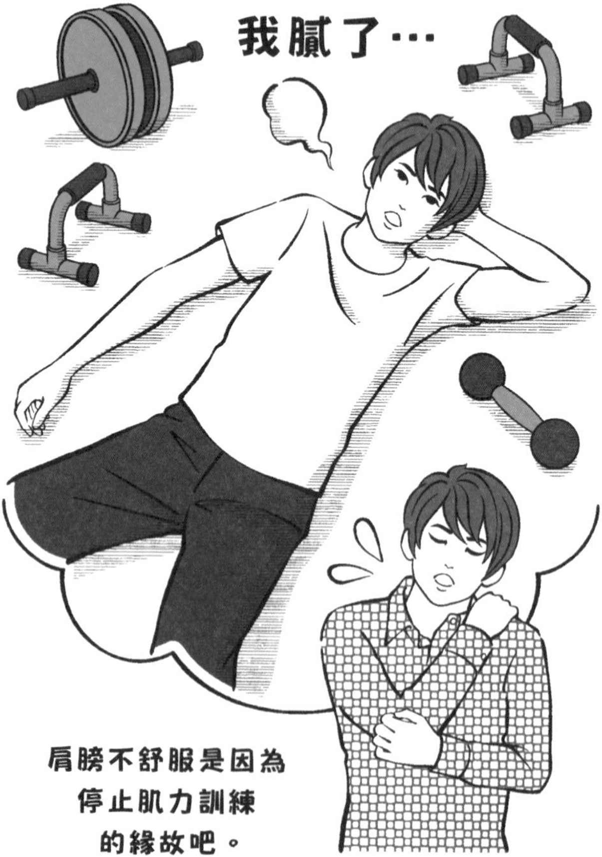

肩膀不舒服是因為
停止肌力訓練
的緣故吧。

B

因為沒有做按摩

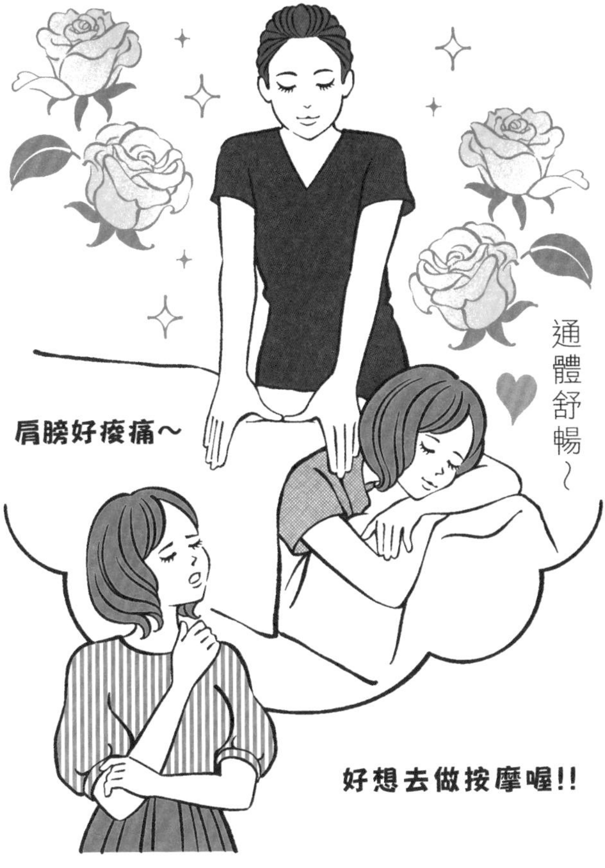

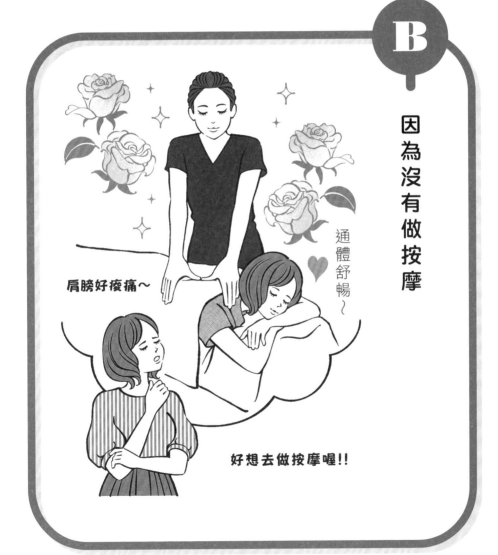

正確答案是這個！

A

因為沒有做肌力訓練

沒有「萬年肩膀痠痛」這種事。

肩膀痠痛得要命，去給人按摩放鬆也只有一瞬間，搞不好回家路上肩膀又開始痠痛……這種情況時有耳聞。其實就算持續去按摩，不論過多久肩膀痠痛問題都不會改善。

「痠痛」是指肌肉處在緊張僵硬的狀態。肌肉一緊張就會壓迫周圍血管，造成血液循環不足。由於血液負責輸送氧氣和營養給肌肉，當肌肉察覺到緊急狀態後，就會發出「缺乏氧氣和營養」的「SOS」訊號。這就是痠痛的真面目。

造成肩膀痠痛的主要原因有三項：「肌力不足」、「血液循環不良」及「壓力」。

覆蓋頸部到肩膀的肌肉除了支撐重約二～三公斤的手臂外，還有重約五～六公斤的頭部，因此「肌力不足」愈嚴重，肌肉的負擔也愈大，自然就容易疲憊痠痛了。

其次是「血液循環不良」。請各位試著回顧今天一整天的行動，你的肩膀關節活動了多少？在日常生活當中，我們鮮少會做出高舉手臂或大幅轉動肩膀的動作。可是，肩膀的關節若沒有大幅活動，就不會用到肩膀周圍的肌肉，結果引發血液循環不良，造成痠痛。

然而，即便是參加奧運的頂級游泳選手，在重要比賽前也會出現「肩膀痠痛」。他們平時就大量活動鍛鍊肩膀周圍部位，因此不符合「肌肉不足」及「血液循環不良」這兩項。

其實，造成他們肩膀痠痛的原因是第三項因素：強大的「壓力」。俗話說「病由心生」，心理問題成了身體問題的起因。

我們生活在充滿壓力的現代社會，時常被「肩膀痠痛的因素」所包圍。不妨藉由悠閒泡澡、外出散步、給人按摩等來轉換心情，或是找時間離開手機和電腦，暫停接收龐大的資訊，減輕壓力。

為了消除慢性肩膀痠痛，**積極鍛鍊肩膀周邊肌肉、充分活動肩膀關節以及減輕日常生活的壓力**等，這些都相當重要。

試試看

預防改善 肩膀痠痛訓練

下面介紹能放鬆因肌力不足、血液循環不良造成肩膀痠痛的肌肉訓練。
這些都能在短時間內進行，有空時不妨嘗試看看。

肩胛骨三角運動①（20次×1組）

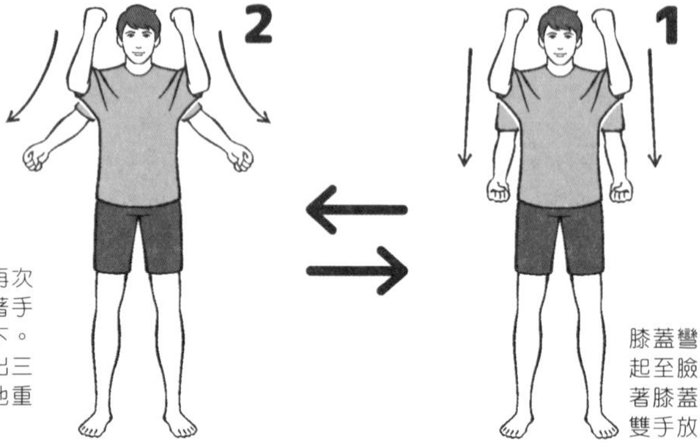

膝蓋彎曲，雙手舉起至臉部側面，接著膝蓋保持彎曲，雙手放下。

膝蓋維持彎曲再次舉起雙手，接著手肘張開斜向放下。想像以手肘畫出三角形，有節奏地重複步驟1及2。

肩胛骨三角運動②（20次×1組）

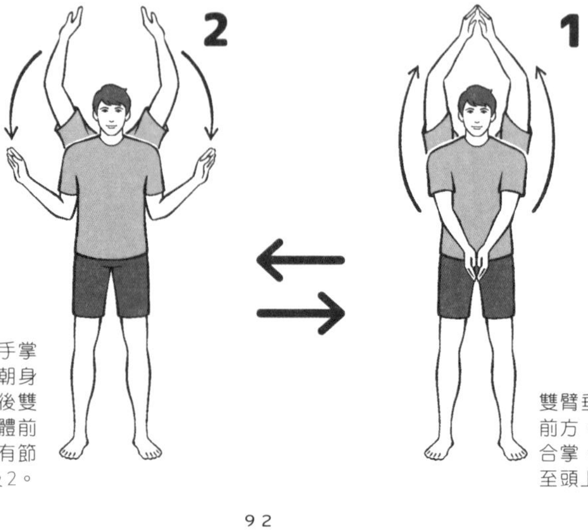

雙臂垂下在身體前方，接著雙手合掌，將手臂舉至頭上。

手臂舉至頭上後手掌朝外，手肘慢慢朝身體方向放下，然後雙臂再度垂下在身體前方，雙手合掌，有節奏地重複步驟1及2。

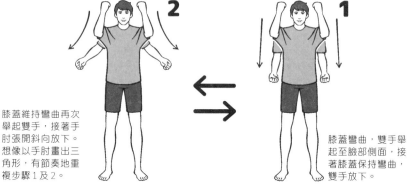

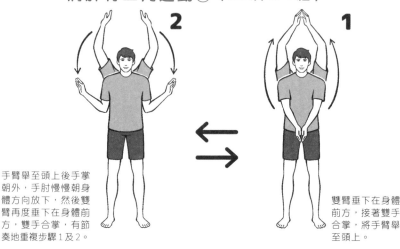

使用寶特瓶的訓練（20下×2～3組）

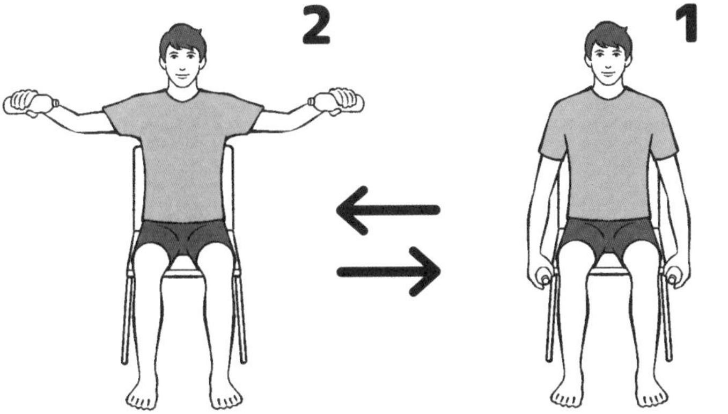

雙手慢慢舉起寶特瓶至與肩同高。這時請注意不要聳肩。慢慢重複步驟1及步驟2。

雙手握住寶特瓶。

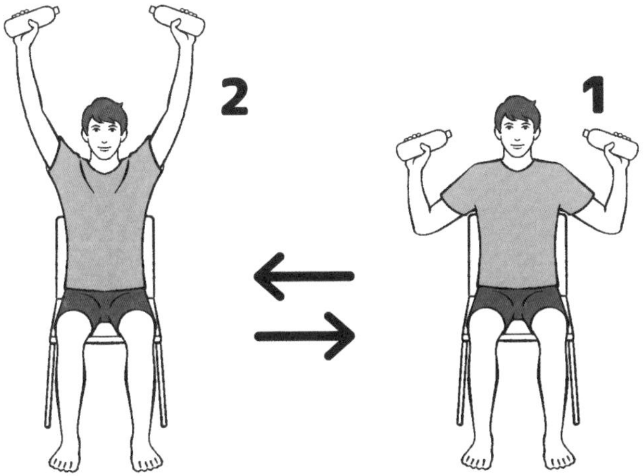

手肘伸直，將寶特瓶舉到頭上。這時請注意不要聳肩。慢慢重複步驟1及步驟2。

雙手舉起寶特瓶，使手肘彎曲。

Q16 能大量燃脂的是哪個？

A

即使討厭也要裝作很愉快地跑步

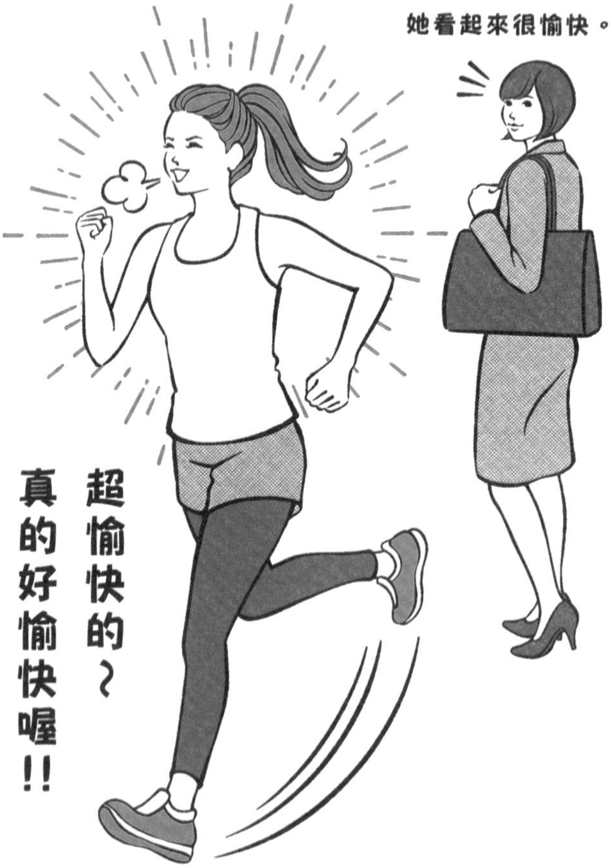

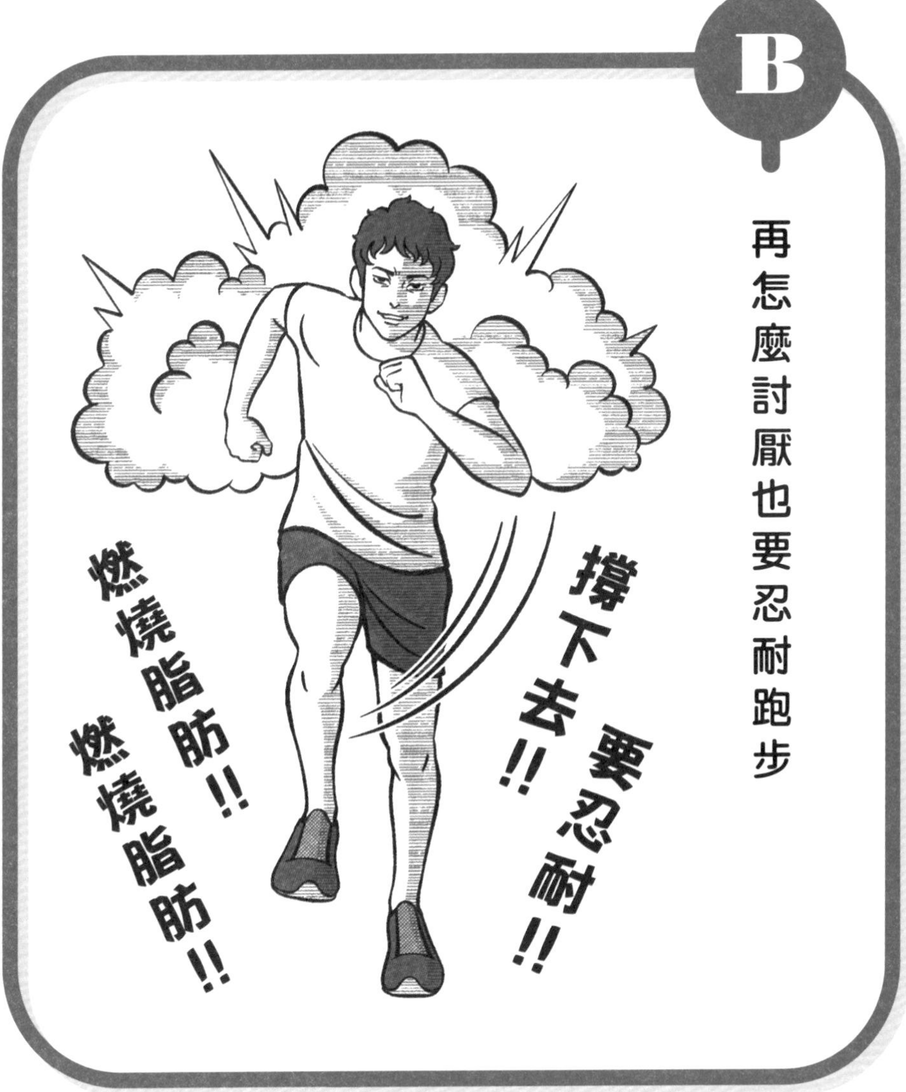
B
再怎麼討厭也要忍耐跑步
撐下去!!
要忍耐!!
燃燒脂肪!!
燃燒脂肪!!

正確答案是這個！

A 即使討厭也要裝作很愉快地跑步

與其不情不願地跑步 愉快地跑步才能燃燒大量脂肪。

我的大部分客戶都是基於擔心公司的健康檢查、在意掰掰袖及肚子周圍等原因，無可奈何下才會來找我諮詢，所以他們都抱著「運動既痛苦又無聊」的心情。

因此，我的工作就從找到讓大家覺得「愉快」的運動開始。這是因為，**透過愉快的運動不僅能提高運動維持率，也能燃燒更多體脂肪**。

人一感到愉快，大腦就會分泌名叫「β-內啡肽」的腦內荷爾蒙。β-內啡肽是種會消耗大量能量的激素，分泌後能提高燃脂率。根據注射抑制β-內啡肽的拮抗劑的人及未注射的人分別騎腳踏車三十分鐘的實驗結果，發現β-內啡肽受到抑制者的脂肪酸消耗量約減少一半。

有一點意外容易被忽略的是，減肥時選擇自己能樂在其中的運動相當重要。開始減肥後，我建議各位務必嘗試各式各樣的運動活動，像是跑步、肌力訓練、網球、游泳、高爾夫、徒步旅行等，有興趣的運動盡管嘗試。就算一開始嘗試的運動無法持續，只要抱持「下個會更好」的念頭，想到什麼運動儘管逐一嘗試吧。相信總有一天，一定會找到讓你覺得「活動身體真愉快！」「感覺真舒服！」的運動。

其實，邊運動邊保持微笑也會分泌β-內啡肽。這是因為，大腦會根據臉部肌肉的動作，判斷：「露出笑容就表示樂在其中吧！」

不論是開口大笑、微笑還是竊笑，都會分泌β-內啡肽。此外，露出笑容也具有自然產生心情愉快的效果。

覺得「跑步好痛苦」時更要揚起嘴角，一起來提高燃脂率吧！

※ β-內啡肽……在腦內發揮作用的一種神經傳導物質。當腦內釋放出β-內啡肽時能讓人興高采烈及提高滿足感，又名「腦內啡」。

Q17 在哪個時段用餐容易瘦？

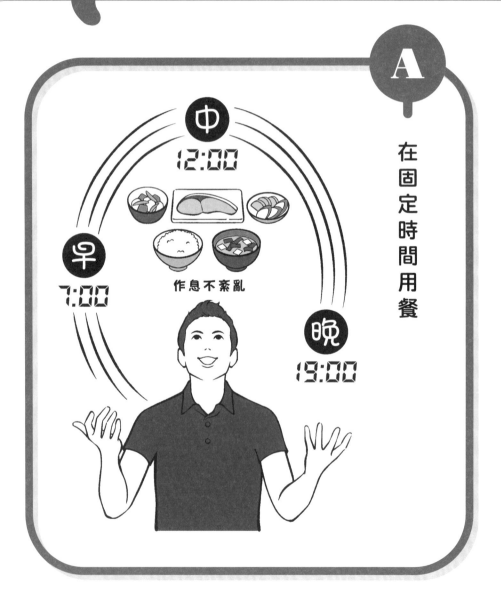

A 在固定時間用餐

B

真的肚子餓才用餐

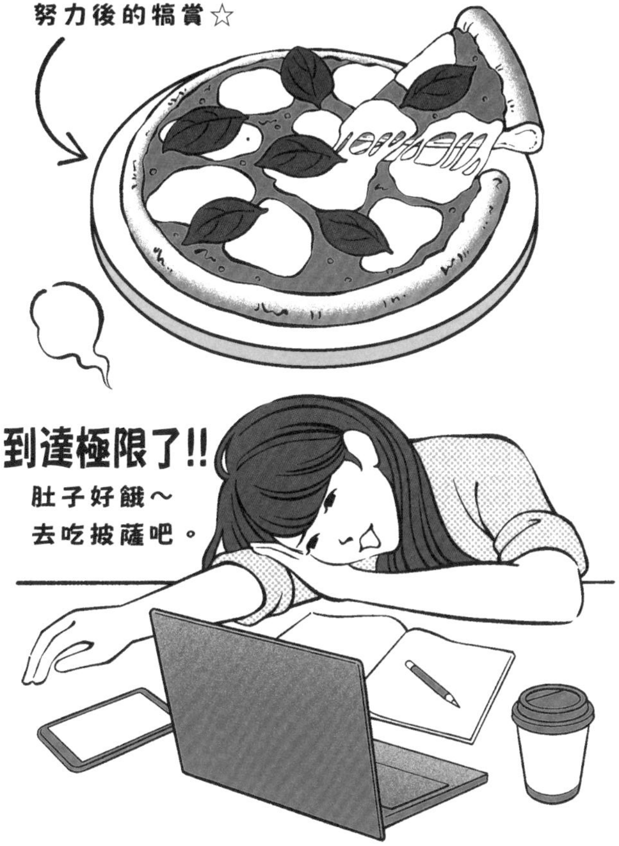
努力後的犒賞☆
到達極限了!!
肚子好餓～
去吃披薩吧。

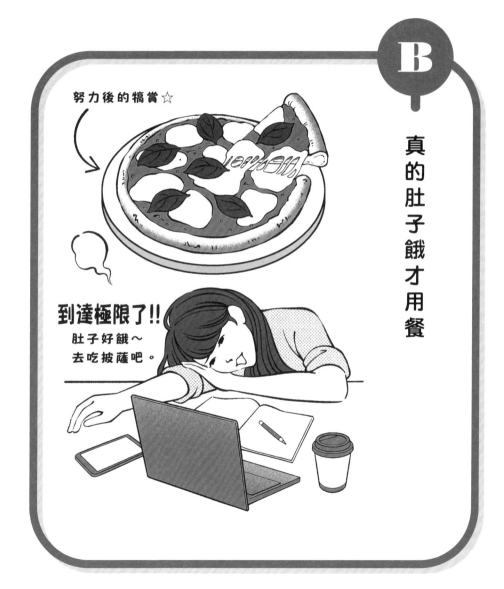

正確答案是這個！

B

真的肚子餓才用餐

不要看時鐘用餐，而是靠大腦用餐。

比方說，有的人前天再晚吃晚餐也一定會吃早餐，有的人一到中午十二點的午餐時間，嘴裡一定會喊著「肚子好餓」衝到餐館。像上述這樣將食欲融入生活週期中，其實身體並沒有能量不足，卻仍毫無疑問地在「固定時間」吃「固定份量」的餐點，這都是「習慣型」用餐者的特徵。

習慣型用餐者乍見下過著規律的飲食生活，其實他們會因大腦故障所產生的「虛假食欲」，容易處在吃太多的狀態。

人每天的活動量和用餐內容都會改變，不需要在同一時間吃同樣份量的東西。儘管理所當然，不

過用餐不該根據時間，而是「肚子餓了才吃」。進食不是一種「習慣」，為了「補給」能量而進食才是用餐的本意。

話雖如此，公司和學校有規定，也得配合家人的情況，因此大多數人沒辦法根據自己肚子的狀況決定用餐時間。即使在這種時候，用餐前一定要養成問自己的習慣：「我現在肚子究竟有多餓？」這點很重要。

午餐時間時，應該先思考是否有必要吃「平常吃的義大利麵和小點心套餐」或是「親子蓋飯及蕎麥麵套餐」，然後才點餐。總之，不要不加思索就點餐及用餐。

只要加入這一步緩衝，就能讓用餐量接近適量，防止過度攝取熱量。

養成每次伸手吃東西前先跟身體商量的習慣，只吃身體所需的份量。如此重複後，漸漸地就不會被「虛假的食欲」耍得團團轉，學會吃不胖的「補給型」吃法。

Q18 能成功減肥的飲食是哪個？

A 不吃碳水化合物

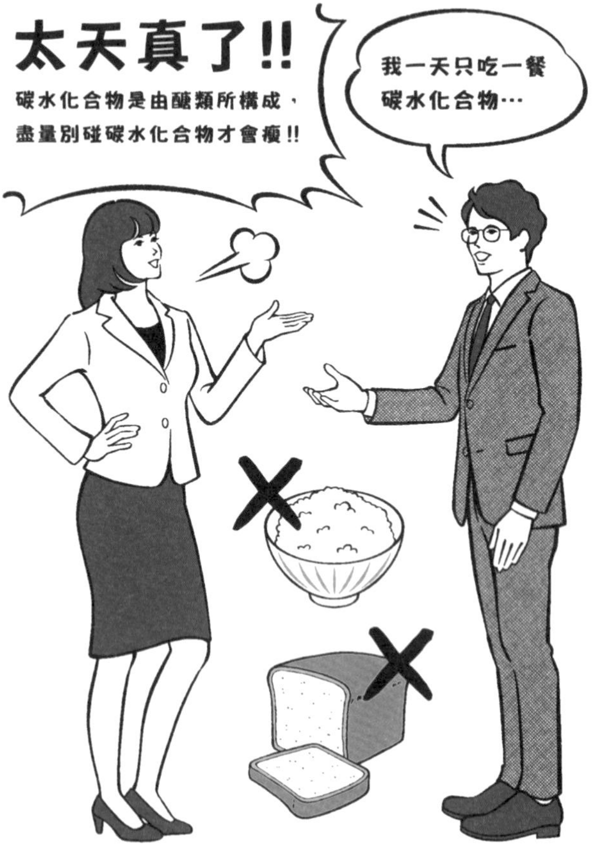
太天真了!!
碳水化合物是由醣類所構成，盡量別碰碳水化合物才會瘦!!
我一天只吃一餐碳水化合物…

B

每餐吃一碗白飯

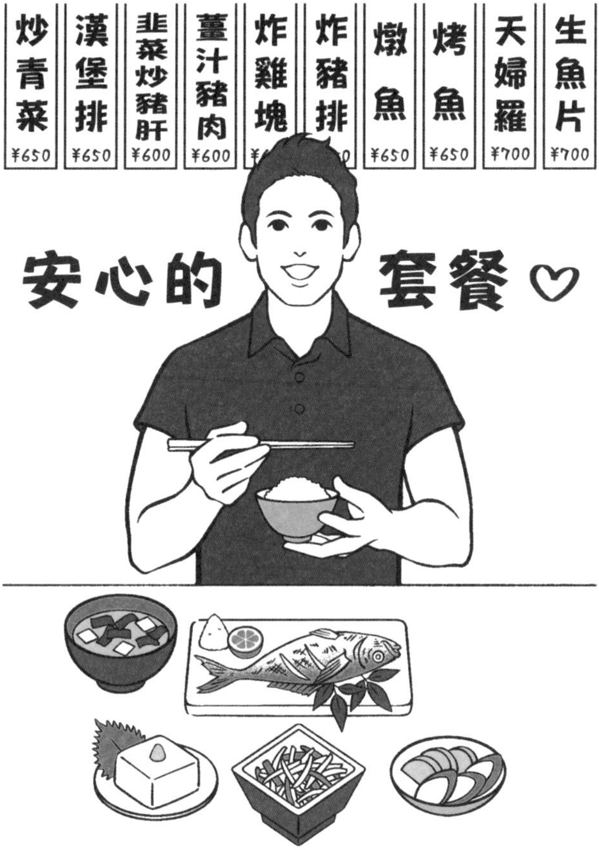
炒青菜 ¥650
漢堡排 ¥650
韭菜炒豬肝 ¥600
薑汁豬肉 ¥600
炸雞塊
炸豬排
燉魚 ¥650
烤魚 ¥650
天婦羅 ¥700
生魚片 ¥700
安心的套餐♡

正確答案是這個！

B

每餐吃一碗白飯

碳水化合物並不是「減肥的大敵」。

有許多人在實施「不吃碳水化合物減肥法」。碳水化合物被認為「會形成體脂肪」，人們避之唯恐不及，但其實醣類是最有效率的優質能量來源。為什麼會被嫌棄到這種地步，實在很不可思議。

的確，只要不吃醣類，體重就會暫時減輕。不過，這是因為醣類的性質——一克的醣類可吸附三克的水——所致，換句話說只是體內水分暫時減少，體脂肪並不沒有減少。

人活著就需要能量。此外，燃燒脂肪也需要能量；為了增加肌肉量，就需要蛋白質和醣類。

倒不如說，**如果沒有充分攝取碳水化合物，身體就會愈來愈不容易變瘦**。因為一旦缺乏碳水化合物，體內就會產生「糖質新生」的現象。

糖質新生是指醣類不足時，身體會藉由分解蛋白質來產生能量的系統。一旦產生糖質新生的現象，好不容易做了肌力鍛鍊，別說是增加肌肉量，肌肉甚至會遭到分解而減少。肌肉量一減少，基礎代謝當然會降低，消耗熱量也會跟著減少。換言之，不吃碳水化合物就會變成不易瘦的體質。

特別是白米常被說得像「惡徒」一樣，真的是如此嗎？日本一直都是以白米為主食，也是世界級的長壽國家。白米當中也含有微量的礦物質、維他命B群及蛋白質，醣類含量比麵包和義大利麵料理還要來得低，不如說是不易變胖的能量源首選，每餐吃一碗白飯（一百五十～兩百公克）完全沒問題。

順帶一提，有人說比較白米和麥片的營養價值，「麥片的營養價值更高」，各位能過著三餐都吃麥片的生活嗎？你到餐廳能說出「請將白飯換成麥片」這句話嗎？麥片的維他命及礦物質含量的確較多，不過真的能付諸實行與否需要冷靜的判斷。

不要再被不切實際的資訊耍得團團轉了！

Q19 減肥時飲食應重視什麼？

A 能夠減少多少熱量

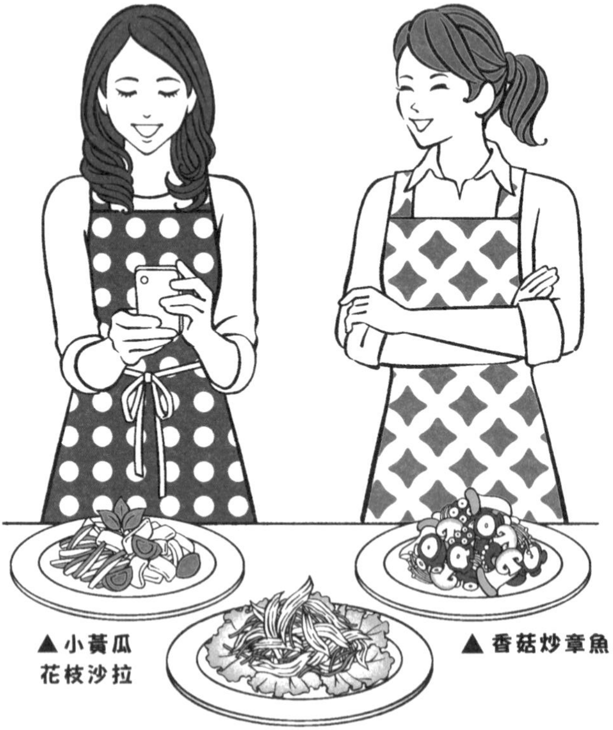
我在用 APP
計算熱量☆
你要上傳到
社群平台上嗎？
▲小黃瓜
花枝沙拉
▲雞柳沙拉
▲香菇炒章魚

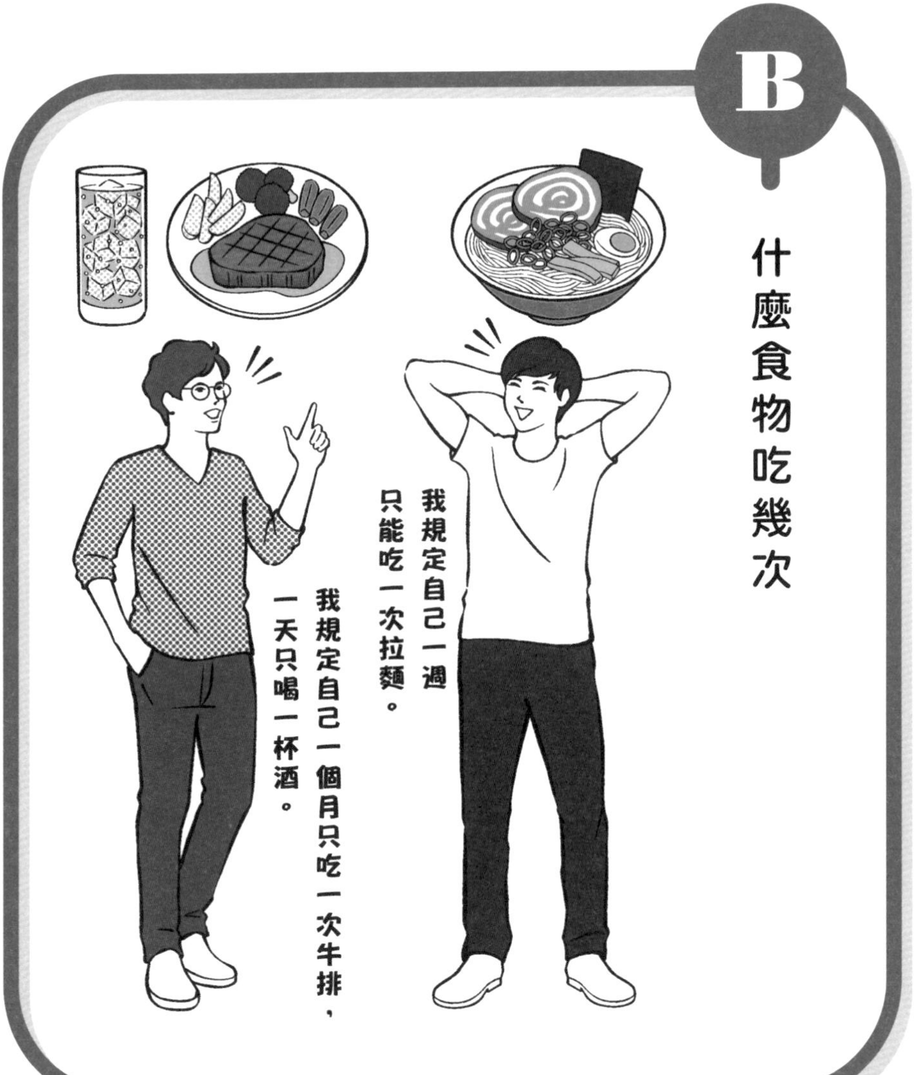
B
什麼食物吃幾次
我規定自己一週只能吃一次拉麵。
我規定自己一個月只吃一次牛排，一天只喝一杯酒。

正確答案是這個！

B

什麼食物吃幾次

飲食重要的不是熱量，而是內容。

「因為低熱量」所以只吃蒟蒻或是高麗菜……這些都是常見的減肥失敗的模式。

光攝取某種特定食物會造成壓力及復胖，更重要的是，製造身體的材料不足就會削減肌肉，使身體變得枯瘦如柴、臉色不佳等，相當不健康。

大家的目標不是「瘦得健康又漂亮」嗎？

飲食最重要的不是熱量，而是內容。下面將簡單說明其原因。

首先，製造肌肉需要蛋白質。身體狀況差就不想要積極活動身體，因此當然需要能調整身體狀況的維他命及礦物質。另外，燃燒體脂肪需要能量源，因此也少不了醣類；而因高熱量被敬而遠之的脂質，也是身體所需的物質。這是因為產生荷爾蒙、促使身體吸收維他命，都少不了脂質。

各種營養素都各有功用，均衡攝取才能夠發揮作用。

相較於「因為熱量高不能吃炸物」、「除了蒟蒻麵以外不能吃其他麵類！」而**列出不能吃的食物，攝取「均衡飲食」才能瘦得「漂亮」**。

話雖如此，「均衡飲食」的基準並不好懂，到頭來，這也成了飲食以熱量為基準的原因之一。

因此，下面就要教各位任誰都能簡單實踐的「均衡飲食」法。開門見山地說，就是「一天攝取十四種食物」飲食法。

這種飲食法必須思考「什麼食物一天能吃幾次」，規矩只有兩點：

①一天吃一次符合這十四種個品項的食材。

②三餐都要吃穀類。

只要遵守這兩點，就能自動完成均衡飲食了。

比方說，早餐吃吐司及火腿蛋、沙拉醬蕃茄沙拉及水果優格。這樣光是早餐就攝取了「穀類」、「肉類」、「蛋」、「黃綠色蔬菜」、「油類」、「水果類」及「乳製品」七種品項（品項分類列在P111）。

只要採用這種飲食法，就能順利組合一天的飲食，像是「晚餐想吃牛排（肉類），早餐就不吃火腿（肉類）」。

重要的是，改掉不經考慮想吃什麼就吃什麼的習慣。

「因為低熱量且健康」就光吃蔬菜、「因為省事」早餐就吃前一天買回來的甜麵包、零食吃的也是巧克力或餅乾……一直持續這樣的飲食，營養一定會偏頗。

養成每一餐都思考「有沒有攝取過量的品項？」、「哪個品項攝取不足？」的習慣，就知道自己容易缺乏哪種食物。

只要意識到將攝取過量的品項改成攝取不足的品項，調整飲食平衡，一定能夠改善飲食生活。

剛開始不需嚴格要求自己每天吃到十四種品項，請以做得到時好好加油的心情試試看吧。

小知識

14種食物一覽表

採用這種飲食法時，必須考慮「什麼食物能吃幾次」。只要遵守這點，就能自動完成均衡飲食。

14種食物飲食法的規定

❶ 一天吃一次符合這14種品項的食材。
❷ 不過必須三餐都要吃穀類。

穀類	菇類
白米、糙米、麻糬、麵包、麵類（烏龍麵、蕎麥麵、義大利麵、麵線、中華麵）等	香菇、鴻禧菇、金針菇、舞菇、蘑菇等
魚貝海鮮	**海藻類**
魚、章魚、花枝、蝦、貝類等	裙帶菜、羊棲菜、水雲、和布蕪、海苔等
肉類	**淡色蔬菜**
雞肉、豬肉、牛肉、培根、火腿、香腸等	高麗菜、小黃瓜、萵苣、大白菜、蔥、洋蔥、茄子、蕪菁、白蘿蔔等
蛋	**黃綠色蔬菜**
生雞蛋、煎蛋捲、水煮蛋、蛋豆腐、茶碗蒸等	花椰菜、胡蘿蔔、菠菜、小松菜、蕃茄、蘆筍、南瓜、韭菜等
乳類、乳製品	**水果類**
牛奶、優格、乳酪等	蘋果、香蕉、奇異果、柳橙、葡萄柚、葡萄等
根莖類	**油類**
馬鈴薯、地瓜、小芋頭、山藥、蒟蒻等	沙拉醬、奶油、美乃滋、橄欖油、亞麻仁油、炸物等
豆類、豆製品	**零食**
豆腐、納豆、炸豆腐皮、豆漿、大豆、菜豆、豌豆、毛豆、黃豆粉等	巧克力、餅乾、蛋糕、和菓子、酒類等

※醬油、味噌等油類以外的調味料不予列入。

試試看

檢查14種品項的菜單範例

積極攝取蔬菜雖不是件壞事，不過要注意避免營養偏頗。如果一天當中有攝取不足的品項時，就要更改重複的品項，留意飲食均衡。

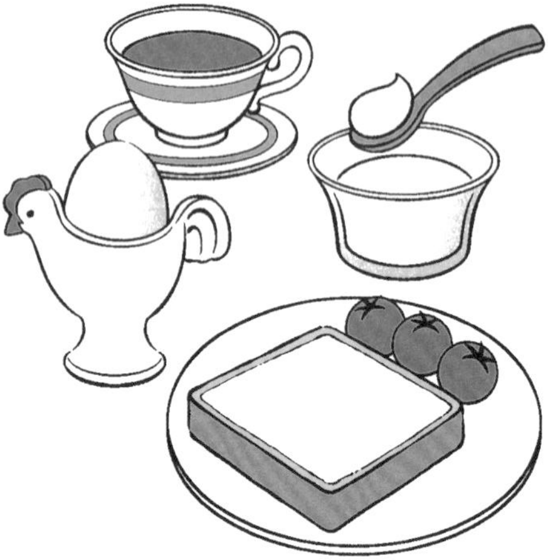

早餐

吐司、紅茶、水煮蛋、小蕃茄、優格

- ☑ 穀類
- ☑ 乳類、乳製品
- ☑ 蛋
- ☑ 黃綠色蔬菜

午餐

茄子培根蕃茄義大利麵、義大利雜菜湯、沙拉（萵苣、小黃瓜）＋沙拉醬（大蒜、醬油、橄欖油）、甜點（超商的布丁）

- ☑ 穀類
- ☑ 肉類
- ☑ 油類
- ☑ 淡色蔬菜
- ☑ 黃綠色蔬菜
- ☑ 零食

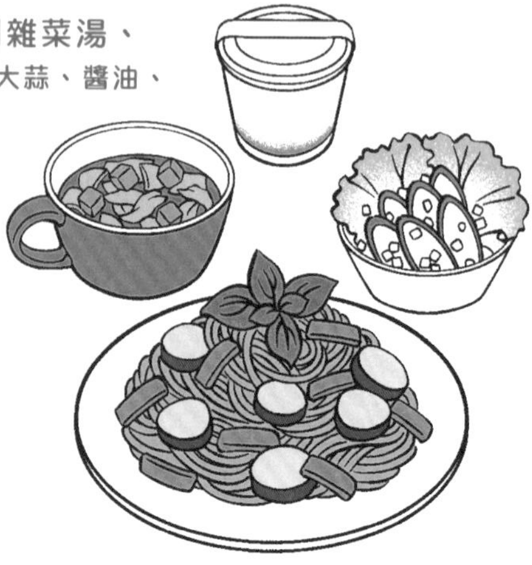

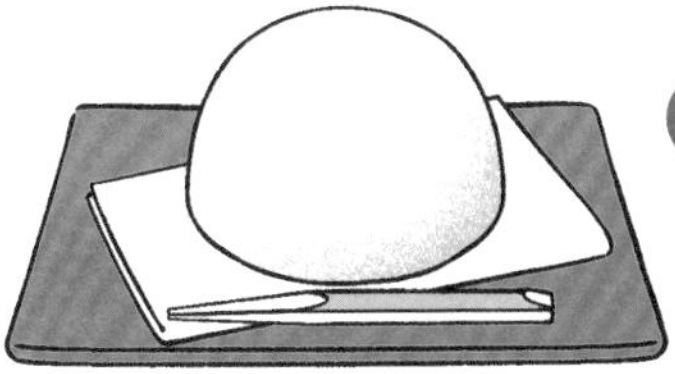

零食

大福

☑ 零食　←CHECK！零食第2次

晚餐

菇類雞肉丸火鍋
（大白菜、蔥、雞肉、豆腐）、
水雲

☑ 肉類　←CHECK！肉類第2次
☑ 淡色蔬菜
☑ 菇類
☑ 豆類、豆製品
☑ 海藻類

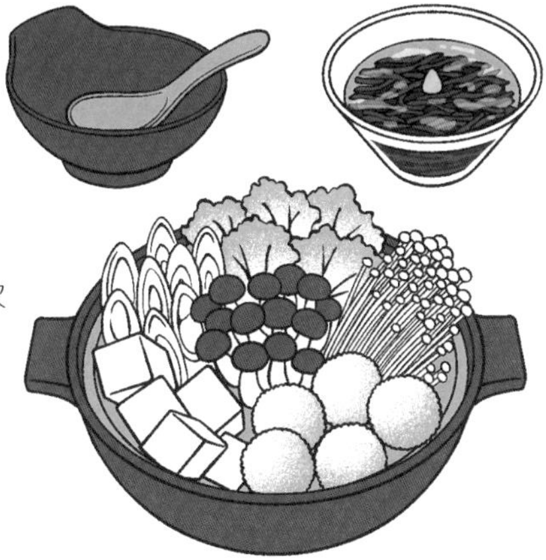

ADVICE

攝取不足的品項……海鮮類、水果、芋類
攝取過量的品項……肉類（中餐1項、晚餐1項）
零食（中餐1項、零食1項）

- ●將義大利麵改成海鮮類義大利麵
- ●將零食的大福改成水果
- ●將中餐的沙拉改成馬鈴薯沙拉
- ●晚餐也要加入穀類

推薦給怕麻煩的人「料多味噌湯」

讀到這裡，覺得「一天很難攝取十四種品項」、「想菜單太麻煩」但又「想確實瘦下來」的人，我推薦各位不妨嘗試這道「白飯＋一道菜＋料多味噌湯」就能完成的「一菜一湯」菜單。

一菜一湯的原始菜單構想，來自以白飯、味噌湯、主菜及副菜所組成的日式定食。日式定食低脂且營養均衡，是最理想的減肥餐。可是必須煮好幾道配菜，相當費工夫。因此，我將作為副菜食用的蔬菜、菇類、海藻類全都加到味噌湯中，使湯與副菜合為一體，再準備一道使用肉類或魚類等想吃的蛋白質主菜，就能完成此一定食形式菜單。

沒時間煮湯時，也可以使用冷凍乾燥味噌湯，只需加入冰箱有的蔬菜，就能完成料多味噌湯了。

我平時的早晚兩餐也是一菜一湯。

重點在於要好好吃白飯（碳水化合物）。只要實施一菜一湯，每餐攝取的熱量就會大幅減少。之前嘗試過不吃或是減少攝取碳水化合物的人或許會擔心變胖，不過若是這樣就能放心吃一碗白飯了。

試試看

靠「料多味噌湯」實踐一菜一湯

覺得既要留意14種品項又得構思菜單實在很難的人也能辦到！
作法很簡單，只需將冰箱裡的蔬菜加到味噌湯，就能在短時間內完成減肥菜單。

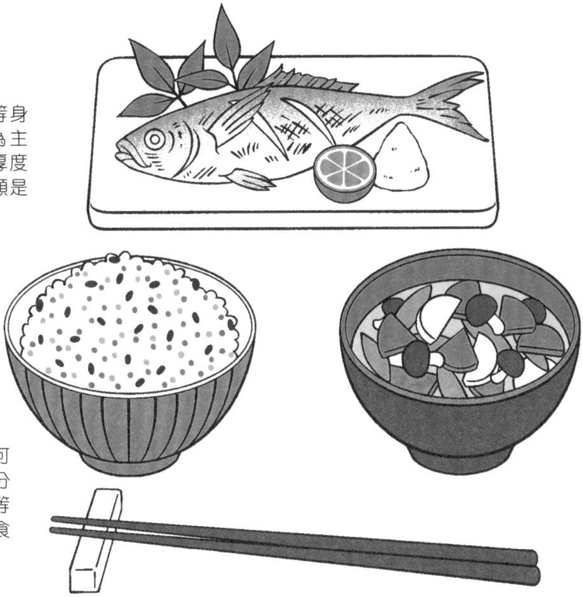

主菜

以作為製造肌肉及血液等身體材料的蛋白質來源為主菜，一餐的份量以大小厚度與手掌相同的肉類和魚類是最理想的。

米飯

每餐飯量約150～200g。可以的話，最好和糙米、三分米、五分米等製成的雜穀米等一起煮，也能補充不足的膳食纖維及礦物質。

湯

味噌湯的配料可使用14種食物或是當天沒吃的食材，這樣就能調整一天的營養平衡。大多人容易膳食纖維及礦物質攝取不足，所以最好添加菇類及海藻。

CHECK

一菜一湯的弱點在於維他命及礦物質含量較少，可用水果當作零食或飯後甜點來補充不足的維他命及礦物質。

Q20 商務人士絕不能採用哪種減肥法？

A 下午三點不吃零食

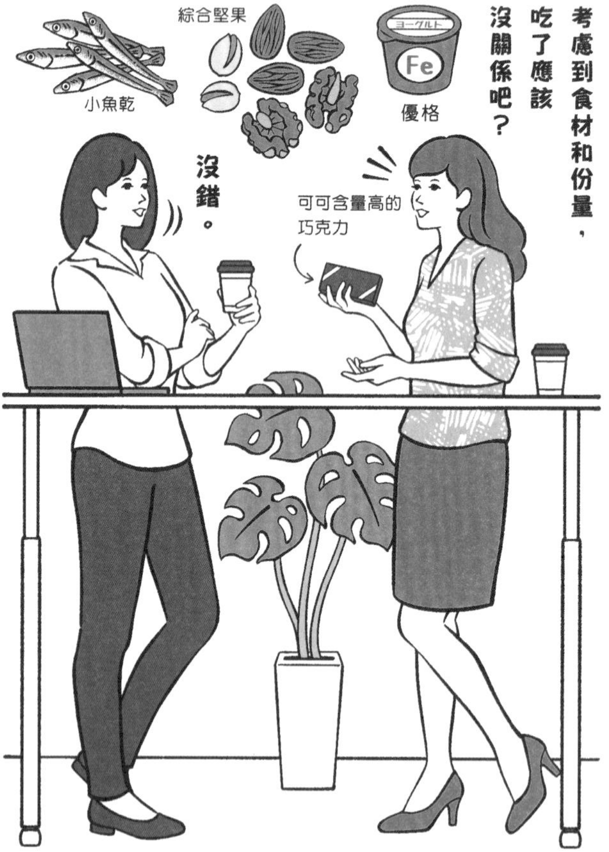

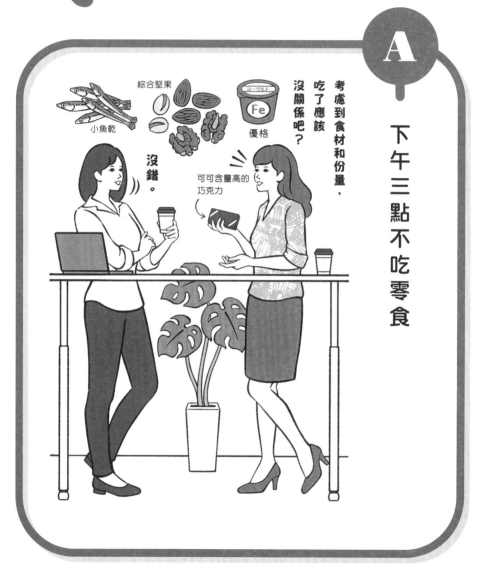

B

不吃晚餐

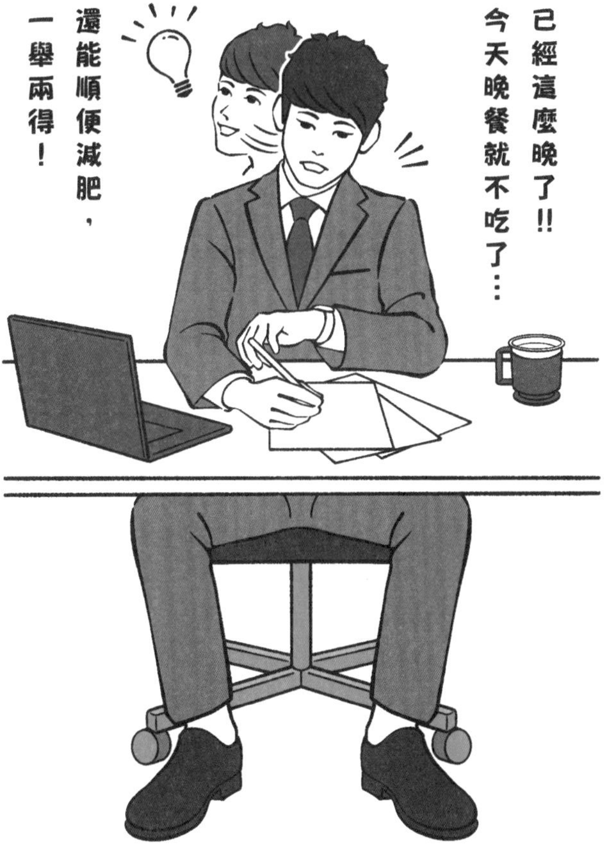
已經這麼晚了!!
今天晚餐就不吃了…
還能順便減肥，
一舉兩得！

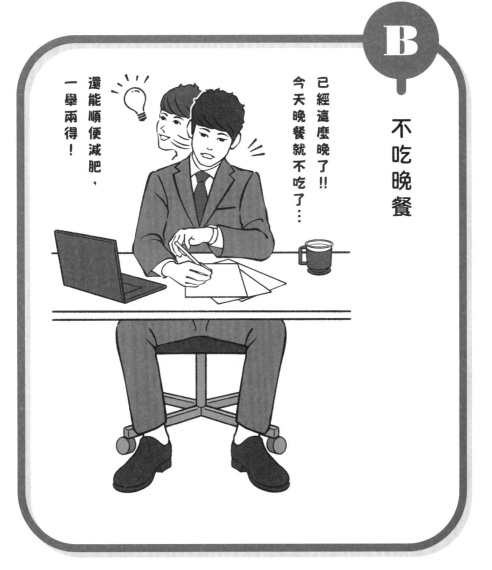

正確答案是這個！

B

不吃晚餐

「睡前吃東西會變胖」這個觀念才會讓你變胖。

「很晚才回家，晚餐時間也變晚了。」

這種情境常出現在各位忙碌商務人士的身上。這時，減肥中的人大多會無意中做出這樣的選擇：「睡前吃東西會變胖，乾脆不吃晚餐了！」即使肚子餓，稍後就要睡覺了，所以晚上就不吃了。不過，這個判斷反倒成為發胖的原因。

人在空腹睡覺時，身體會呈現飢餓狀態。然後，察覺到危機的大腦就會發出「快找東西吃！」的訊號。雖然想睡覺，但大腦仍保持清醒，睡眠就會變淺。結果，因睡眠不足而產生壓力，對隔天的工作也會有不良的影響。

其實，睡眠不足造成的壓力也會影響荷爾蒙分泌和自律神經，促進分泌提高食欲的荷爾蒙。這時會怎麼辦？當睡不著、生活循環不規律等因素導致睡眠時間不穩定，食欲就會變旺盛，忍不住大吃特吃。各位是否也有過這種經驗呢？

說到底，不吃晚餐就得忍耐「想吃東西」的心情，這也會造成壓力。

另外，睡眠時間變短了，身心就會因沒有獲得充分休息而無法消除疲勞。一疲勞就不想運動，不運動肌肉量就會減少。這麼一來，身體會變得更容易疲勞。只要持續這個循環，減肥就不會成功。

睡前吃一大碗公飯的確會變胖，但如果是一碗飯搭配料多味噌湯、主菜加副菜的套餐，就不會發胖。

「就算這麼說，太晚吃晚餐還是會擔心……」有這種念頭的人，也可以採取「分食」的方法。比方說，晚上七～八點時可以在公司邊工作邊吃飯糰，等回家後再吃主菜和湯。

想要消除疲勞，控制食欲，沒有優質的睡眠是做不到的。**想要睡得好，就得好好吃飯。像這樣製造有益身體健康的循環，才是減肥成功的祕訣。**

Q21 量體重的頻率哪個才正確？

A

每天量體重

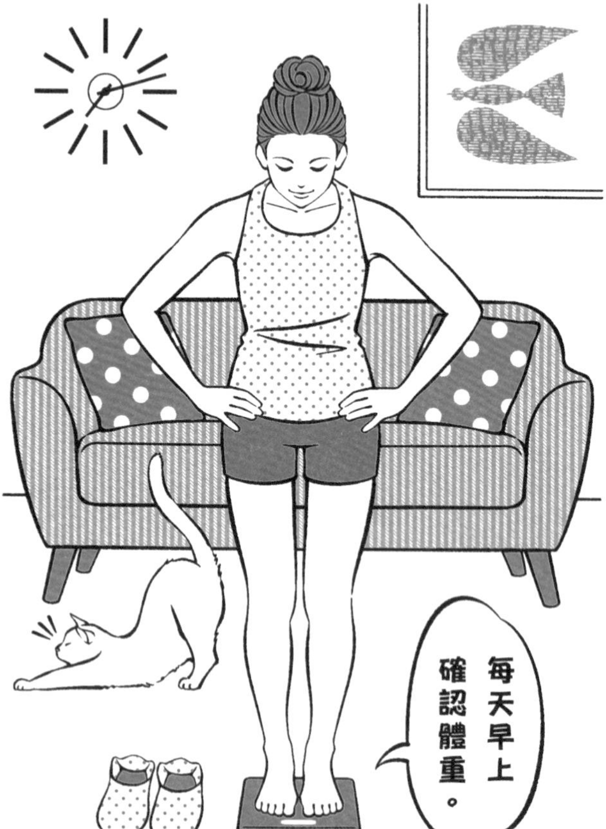

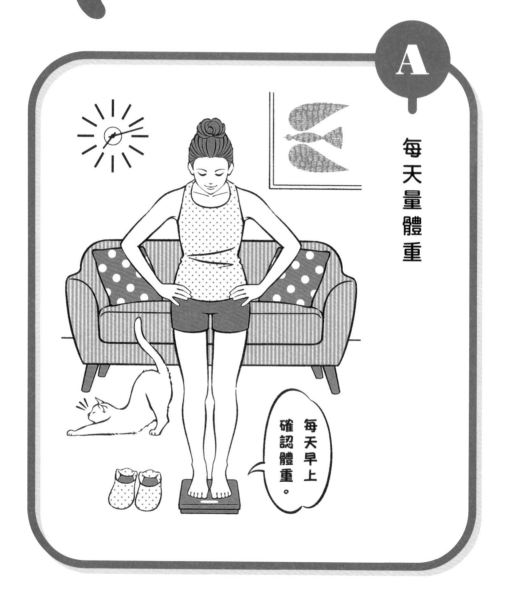

B

每週量一次體重

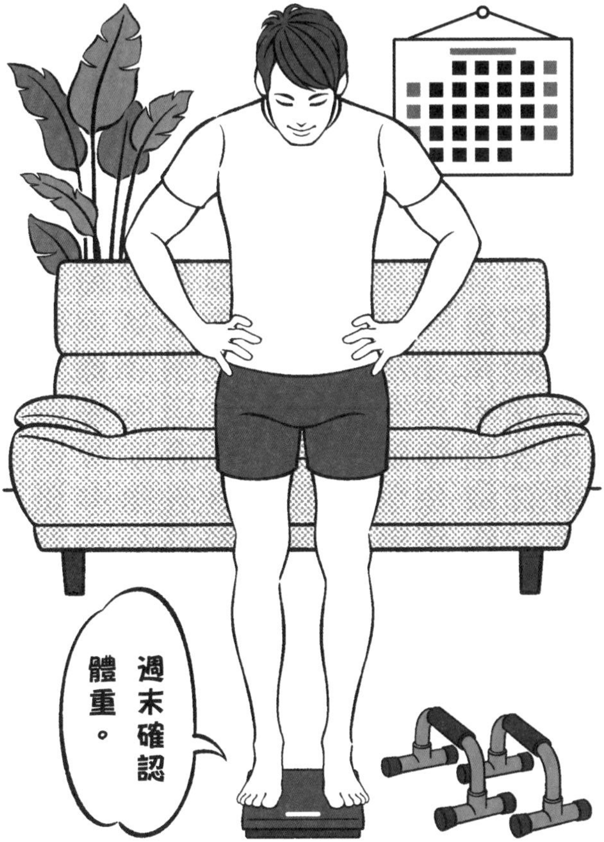

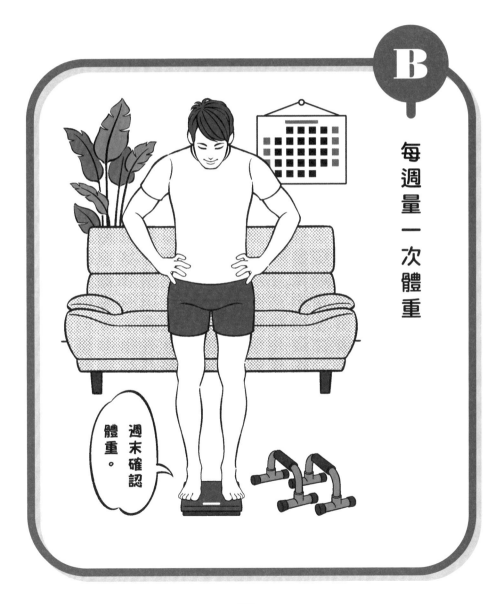

正確答案是這個！

B

每週量一次體重

別再為了體重而心情起伏不定。這才是通往成功的捷徑。

趁這個機會，有項減肥常識希望各位能夠銘記在心：**食物經消化後不會馬上變成體脂肪**。

舉例來說，去吃到飽大快朵頤餐點或甜點，隔天體重就會大幅增加。不過，這只是單純增加「所吃東西的重量」，並不是因為體脂肪增加。這就跟穿西裝量體重，體重計的刻度會增加是一樣的。

吃下的東西會馬上作為能量源來使用，只要吃的份量適當，就會在當天內消耗掉。沒消耗完的能量就會轉變成體脂肪，作為剩餘能量儲存體內。能量變成體脂肪需費時兩週。在這之前的時間點，吃下去的東西還沒變成體脂肪。因此重量雖然增加，卻沒有變胖。

有人在網路上發文說「昨天我忍耐不喝啤酒，結果體重變輕了！」、「餐後吃了兩個蛋糕，結果體重增加了……」其實這些都是誤解。

在不小心暴飲暴食或是受到打擊沮喪之前，應該要控制飲食或活動身體，在多餘攝取的熱量變成體脂肪前先將它們消耗殆盡吧。

每天量體重的人，容易對經常變動的幾百公克數字相當敏感。體重及體脂肪率的確是簡單易懂的目標，看到數值漂亮就會提昇動力，另一方面看到負面數值就會想：「明明有節制食量體重還是沒減輕」、「明明體重減得很順利，卻突然增加了」等，導致幹勁下降。

量體重這個舉動具有意識到自己身體的效果，請務必**將思考模式從追著數字跑，轉變成注意身體的變化**。也不要每天記錄體重，改成以每週「確認」一次體重的心情量體重會較為恰當。

從體脂肪及肌肉增減到身體出現變化，需要費時兩、三個月。每週記錄一次體重及體脂肪的推移，以兩個月或三個月為單位來看，就能看出身體真正的變化。

那麼，剛才已經提到體重的「增加」，接著就來談關於「減輕」體重的想法。

體脂肪雖不會一夜之間就增加，但也不會一夜之間就減少。即使執行嚴格的飲食限制，體重減輕也只是一時的「現象」。只要恢復平常的飲食，一轉眼就會恢復原來的體重。

人體原本就具備體內平衡（homeostasis）的機能，讓體溫、血壓及血液的荷爾蒙濃度等維持大腦所判定的適當數值。

而體重也有大腦所判定的適當數值。因此，即使藉由極端的飲食限制短期間減輕體重，大腦也會藉由減少身體消耗的能量或是控制食欲，設法恢復原來的體重。

因此只要一恢復原本的飲食，就會恢復到原來的體重。

我們做教練的之所以不建議各位透過短期間極端飲食限制的方法來減輕體重，原因就在這裡。

不管你的意志堅定還是微弱，大腦都會擅自控制身體「想吃」或是「恢復體重」。要對抗這點，只能透過慢慢減輕體重，使大腦將新的適當體重烙印在腦中才行。

順帶一提，有很多人以「一個月減重三公斤」為目標，其實這根本就是復胖路線。原因是，理論上一個月要減輕三公斤以上的皮下脂肪根本不可能。就算真的減掉三公斤，實際上連肌肉也一併減掉了。

以體重來說，不易復胖的減重步調應為一個月減重一～一公斤半左右※。我似乎能聽到各位失望地說：「太少了吧!?」不過現在身上的體脂肪是經年累月所累積的，到頭來唯有不慌不忙，一步一腳印讓脂肪燃燒，才是最快的捷徑。

※原本體重接近100公斤等超重者則另當別論。

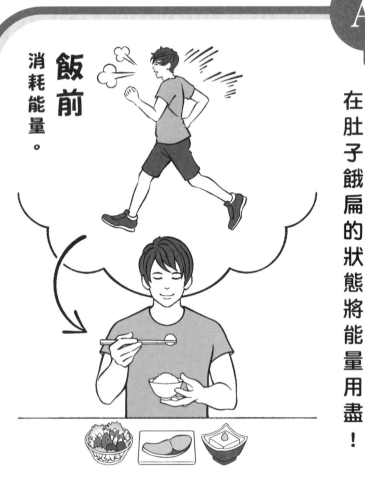

Q22 運動要選哪個時段？

A

飯前。

在肚子餓扁的狀態將能量用盡！

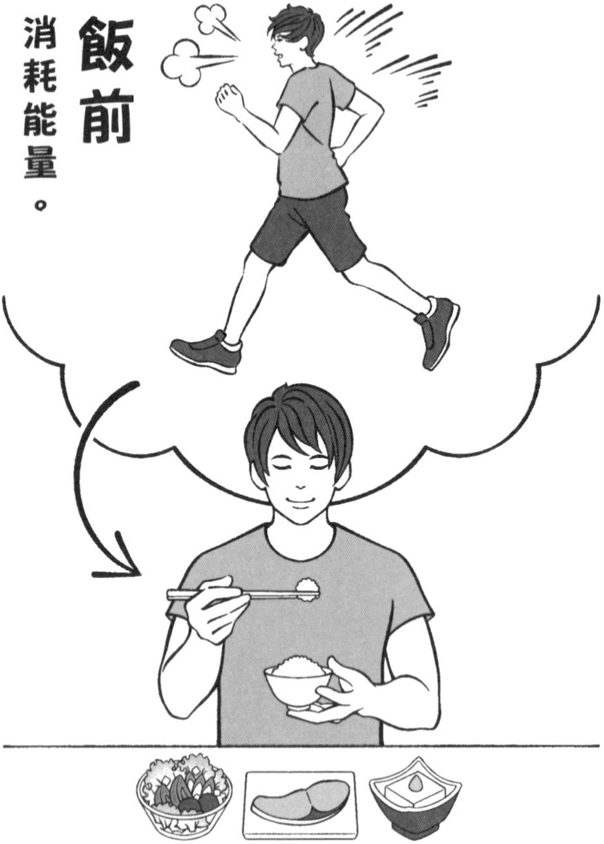

B

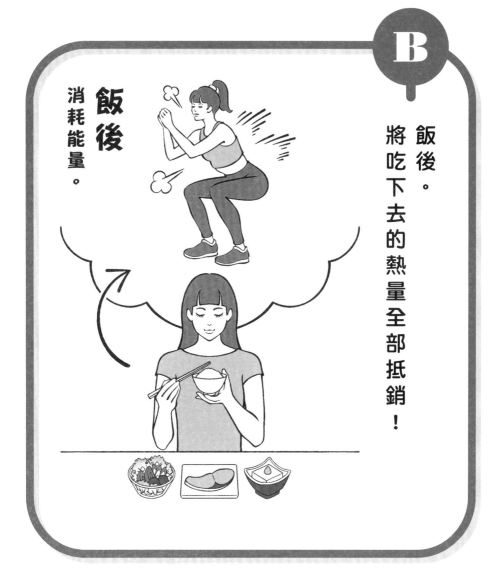

飯後。將吃下去的熱量全部抵銷！

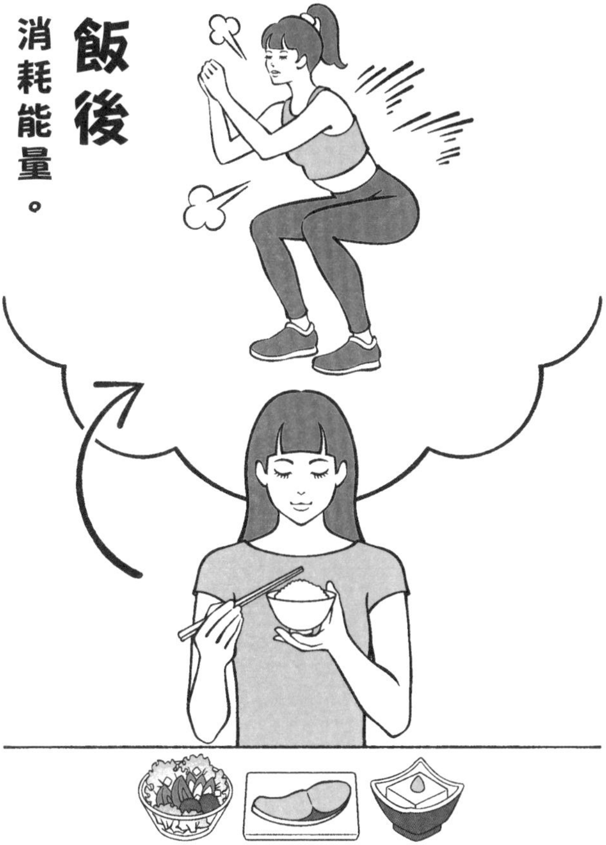

飯後

消耗能量。

正確答案是這個！

A、B都行

運動最重要的是選擇「適合自己的時間點」並持之以恆。

想要減掉現在身上的脂肪就在飯前（空腹時）運動，想要馬上消耗吃下的食物就在飯後運動，換句話說，就是兩者各有優點。

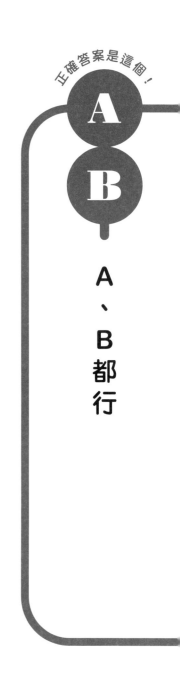

空腹時運動能提高燃脂率，相信各位都有聽過這句話。活動肌肉時需要醣類，可是在空腹時，體內用於活動身體的「第一能源」醣類不足。因此一般認為，空腹時做有氧運動的話，光靠血液中的醣類根本來不及生產活動身體所必須的能量，結果就會分解脂肪來產生能量。

可是，在餓肚子的狀態下長時間做有氧運動，會因能量不足引發糖質新生（P105），恐怕會造成肌肉量減少。此外，單純因喪失幹勁或無法長時間活動等原因而縮短運動時間，到頭來也會造成減肥效率變差的情況。

我自己就是這種類型，空腹去跑步時腦袋想的盡是食物，不僅會心情煩悶，也會在短時間之內就結束運動。

儘管知道飯前運動燃脂率高，空腹時會縮短運動時間的人，還是比較適合飯後做有氧運動的方案。

另一方面，餐後所吃的食物會遭到分解，血液中會充滿「第一能量」醣類。在這個時間點活動身體的話，分泌調節醣類代謝的激素（胰島素）就會發出「優先將醣類輸送到肌肉以供使用」的指令。這麼一來，身體就會大量使用醣類，減少分配到脂肪的醣類，因此不易產生脂肪。

反過來說，因為「吃太多」而躺著不動，肌肉就會以為不需要醣類，而不斷將醣類輸送到脂肪細胞。

日本有句俗諺說：「吃飽就睡會變牛」，果真會變成牛（笑）。

想要將吃多的熱量「抵銷」，餐後的行動最重要。血糖值上升程度多少會因人而異，不過餐後約三十分鐘的血糖值上升最多。不妨在這個時間點做肌力訓練及有氧運動。

運動內容如同我再三強調的，選擇主要使用下半身的運動項目能有效率地消耗醣類。不限於運動，也可以打掃浴室或房間、走路購物或是出去玩。

以前常聽到「飯後兩小時不可運動」這句話，但這是指像運動員般將身體逼到極限運動的情況，一般人飯後三十分鐘運動不會有問題。走路或跑步時側腹會痛的人，只要放慢速度就會恢復了。

話雖如此，也有吃完飯後就動不了的人。

我想告訴各位的是，**不管是飯前還是飯後運動都有好處**。最好思考自己哪時運動最舒服、最能好好運動，來選擇運動的時間！

小知識

持續飯後運動
就會產生「慢性效果」

在飯後血糖值上升時做運動相當有效。每天持之以恆，就能維持血糖值抑制的狀態。

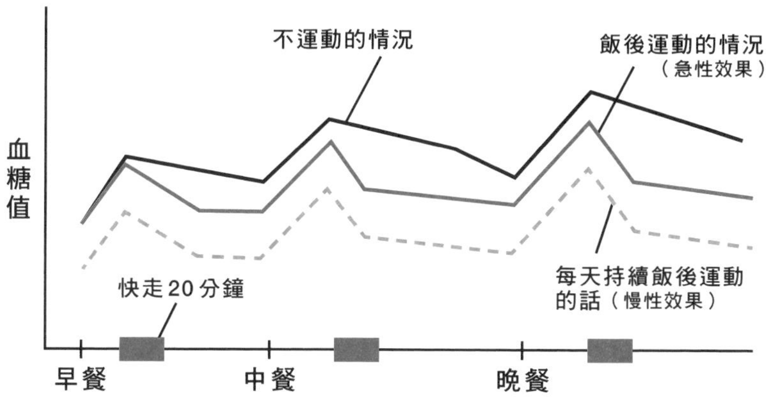

飯後快走20分鐘能降低上升的血糖值。每餐飯後運動能降低一天的血糖值，每天持之以恆，日積月累下來就會維持血糖值抑制狀態。

（引用自《醫生說「請你運動！」時，最強對症運動指南》，根據田畑診所田畑尚吾先生的資料）

COLUMN

如何挑選健身房？

平時鮮少運動的人問我：「我沒有信心能熟練操作健身房器材，還是在家做自體重量訓練比較好吧？」

其實，對鮮少運動的人來說，自體重量訓練的難度要比使用器材訓練來得高。這是因為，想靠自體體重確實得到訓練效果，必須先正確理解對肌肉施加刺激的方向、關節彎曲的角度等後再進行訓練。

另一方面，訓練器材被設計成任何人都能對目標肌肉自然施加刺激。即使是初學者也能夠正確動作，受傷的風險也較小，非常推薦平時鮮少運動或訓練的人使用。

健身最重要的就是「持之以恆」。選擇健身房時，最重要的條件就是方便前往。若是離工作場所或自家太遠，上健身房就會很麻煩。此外，還得根據符合自己生活形式的型態及費用來挑選健身房。下面簡單列出各種型態健身房的特徵，供各位在選擇健身房時作為參考。

二十四小時健身房

適合不需在意上健身房的時間、只想使用器材進行訓練的人。國內外據點都相當多，也很適合想在出差或是旅行地點健身的人。

健身俱樂部

具有完善的器材、游泳池、網球場等設施，以及瑜伽、舞蹈等團體課程。另外，也容易與工作人員及同課程學員建立群組。適合想嘗試各種運動或是想找人一起運動的人。

各地區的運動中心

費用相當便宜，多項設施可單次使用。適合不在意是否有最新型器材、可在有限的營業時間內前來的人。

高級篇

付諸實踐

Q23 哪個動作可以瘦小腹？

A 深蹲

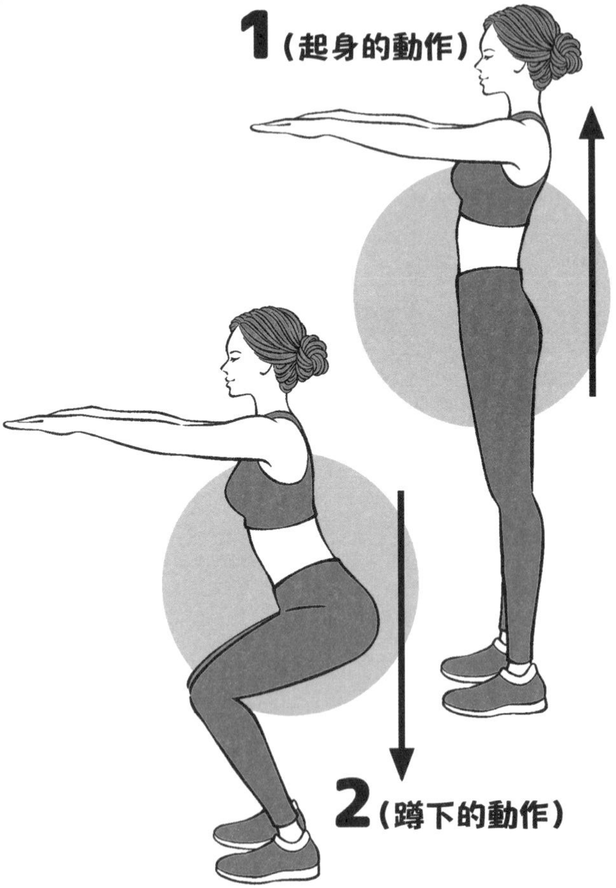

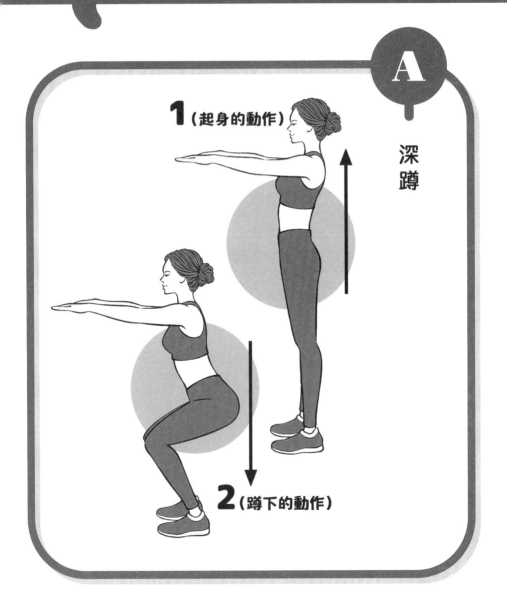

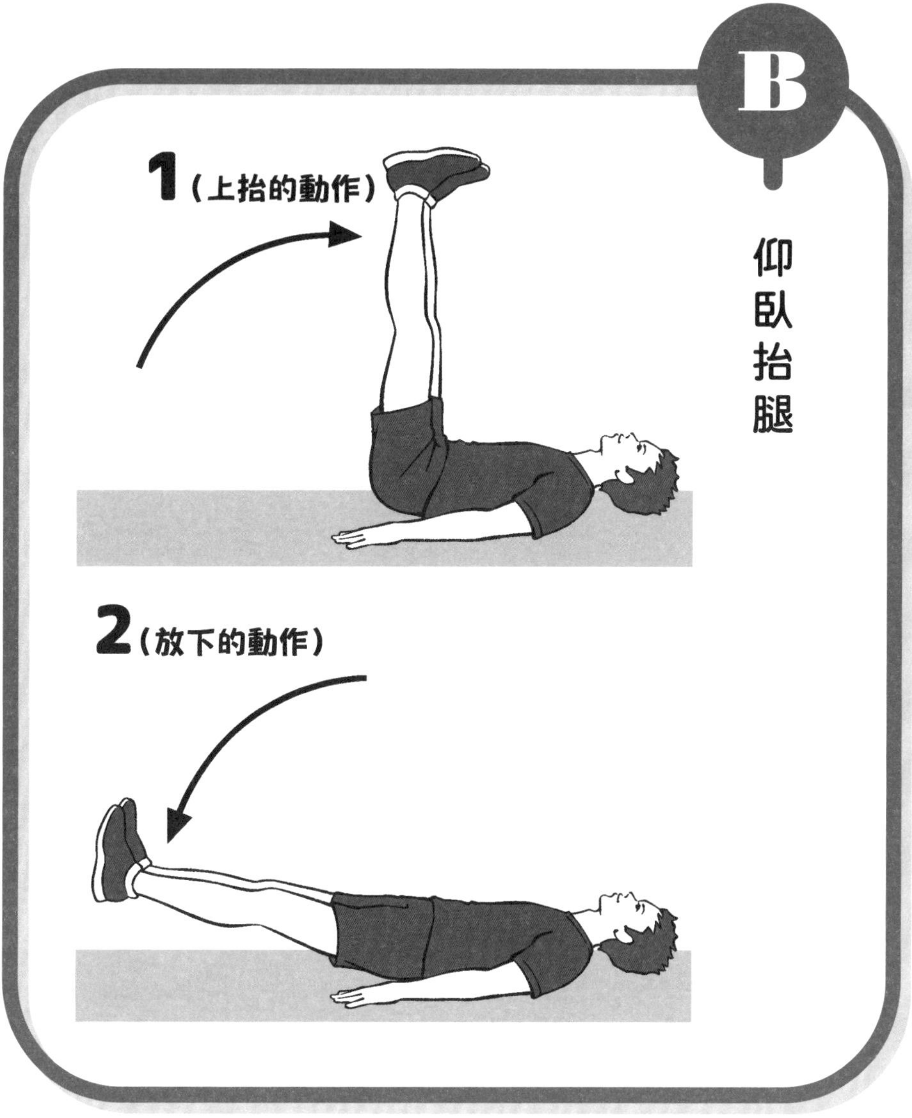
B
仰臥抬腿
1（上抬的動作）
2（放下的動作）

正確答案是這個！

A

深蹲

「讓小腹凹下去」不等於「腹肌運動」。

「想要部分瘦身，集中鍛鍊想瘦的部位才是捷徑」，這句話你相信嗎？想要讓小腹凹下去就一直做腹肌運動、「想擁有小蠻腰」就拼命扭腰……可是，上述使用腹部周圍肌肉的肌力訓練並不能有效消除腹部脂肪。

原因有二。第一，人的身體不具備優先燃燒活動部位脂肪的機制。人體在運動後會逐漸分解全身脂肪，然後流入血液中，輸送到活動的肌肉後就會轉變成能量，成為活動肌肉的燃料。

而在最近的研究中，雖有報告指出可部分減少脂肪，但僅微量減少。

第二，腹部肌肉在全身裡屬於小型肌肉。

融化脂肪後產生的能量，是發動肌肉這個「引擎」的「汽油」。引擎愈大，消耗的能量當然也愈多。然而，腹部肌肉意外地小而薄。就算努力地持續做腹肌運動，也不會消耗多如預期的能量。

總之，最好多活動大型肌肉（引擎），不斷消耗能量（汽油）。不論是想減肥或是想緊實哪個部位，這才是減掉體脂肪的最佳捷徑。

因此，應該要鍛鍊下半身，因為全身約七成的肌肉都集中在下半身。

想減少腹部脂肪的人也好，想消除掰掰袖和背部贅肉，或是想全身變瘦的人也好，最好都進行使用下半身的運動。肌力訓練既能增加肌肉量，也能提高消耗能量，一舉兩得。

試試看

讓小腹凹下去的肌力訓練

想要減掉小腹脂肪，鍛鍊下半身是最佳捷徑。
如果覺得困難，可改成挑戰負荷降低的動作。

1

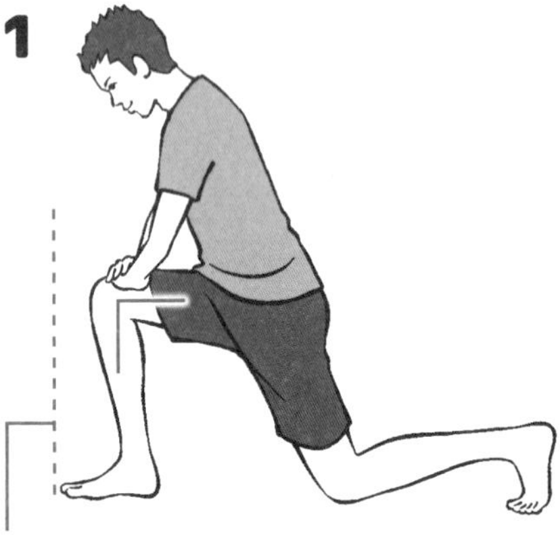

注意膝蓋別超過腳尖。

單腳深蹲
（左右各20次×2〜3組）

單腳向前跨步，膝蓋彎曲呈90度

單腳向前跨一大步，使身體下蹲，膝蓋彎曲呈90度。維持背肌打直，將手放在大腿上。

2

維持背肌打直，將膝蓋伸直。

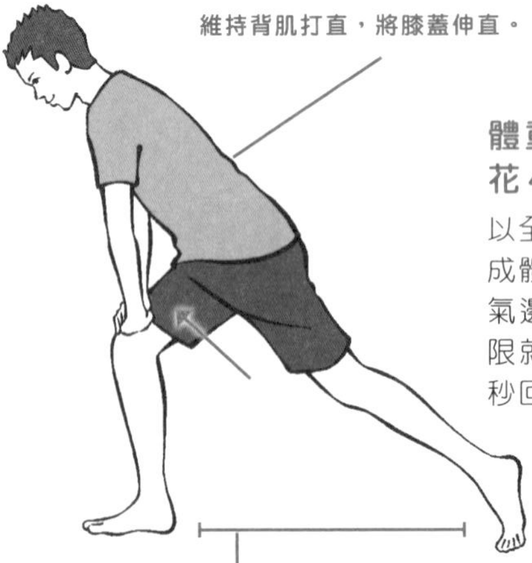

縮短前後腳的幅度，就能降低施加在前腳的負荷。

體重放在前腳上，花4秒伸展膝蓋

以全身體重的8成放在前腳，2成體重放在後腳的程度，邊吐氣邊花4秒伸展膝蓋直到快極限就停止。接著邊吸氣邊花4秒回到步驟1的動作。

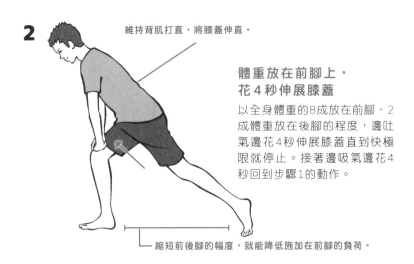

印度式伏地挺身（20次×2～3組）

1

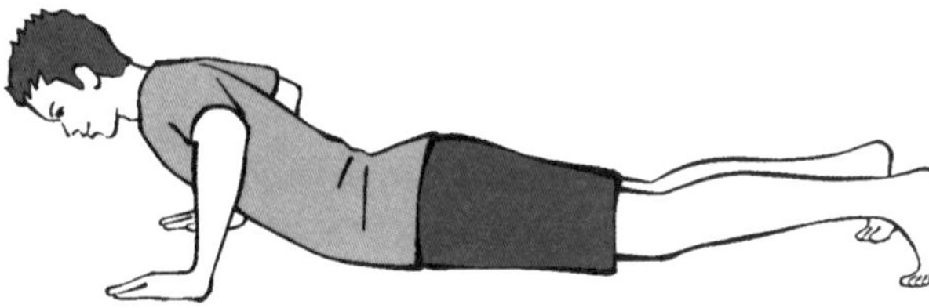

①先保持伏地挺身的狀態，以雙手雙腳支撐姿勢

俯臥在地，雙手放在比肩寬略寬的位置，雙腳往後方伸直，與腰同寬。接著手肘深深彎曲，直到腹部碰地。

2

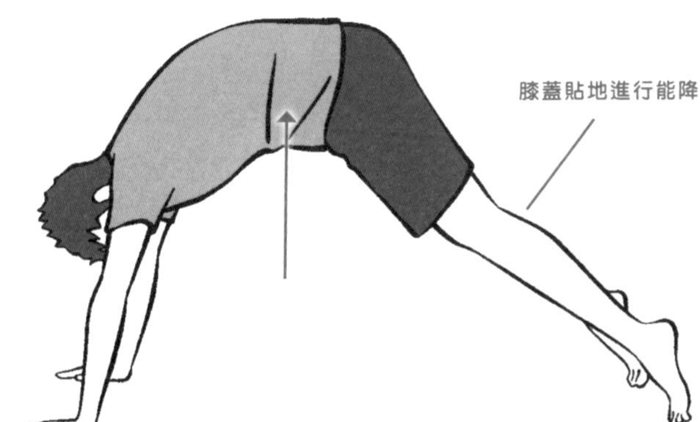

②如同將腹部上推般抬起上半身

邊吐氣邊花4秒將腹部抬高，直到腳尖豎起。想像將腹部往上推，視線朝肚臍看。然後再邊吸氣邊花4秒回到步驟1的動作。

試試看

讓肚子凹下去的有氧運動

想要有效率地減掉腹部脂肪，就少不了有氧運動。
可以選擇自己能毫無壓力持之以恆的有氧運動，
不妨多方嘗試，找到適合自己的有氧運動。

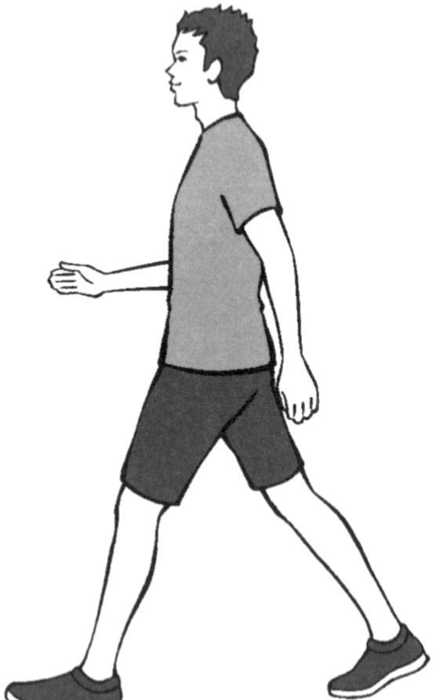

快走

以比平時稍快的速度，步伐拉大10cm左右來步行。
重點在於要讓自己有些喘。

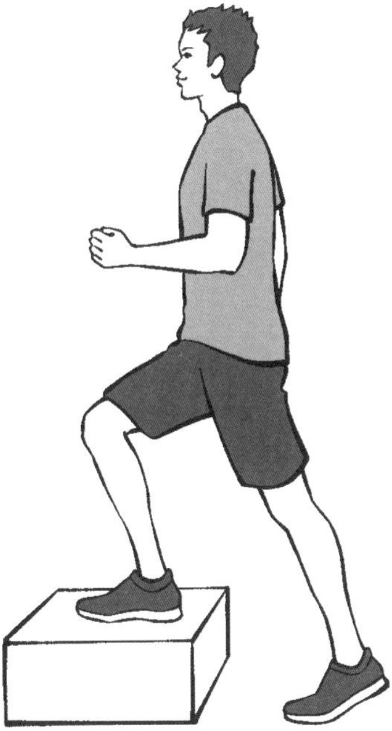

登階運動

其實登階運動的消耗熱量和輕度慢跑差不多，也很推薦不喜歡跑步、討厭在外面跑的人嘗試。

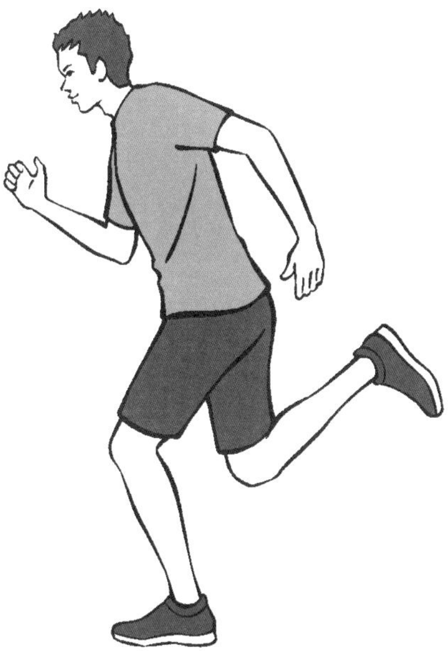

慢跑

以比快走稍快的步調慢跑即可。剛開始以走3分鐘慢跑3分鐘的步調進行，之後再慢慢拉長時間和距離。

Q24 想要瘦腿選哪個？

A

腿部肌力訓練

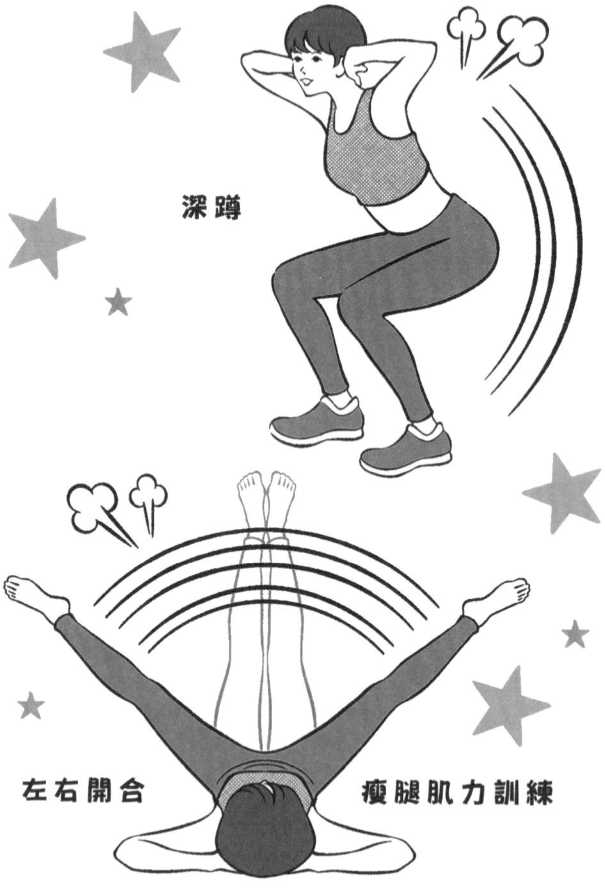

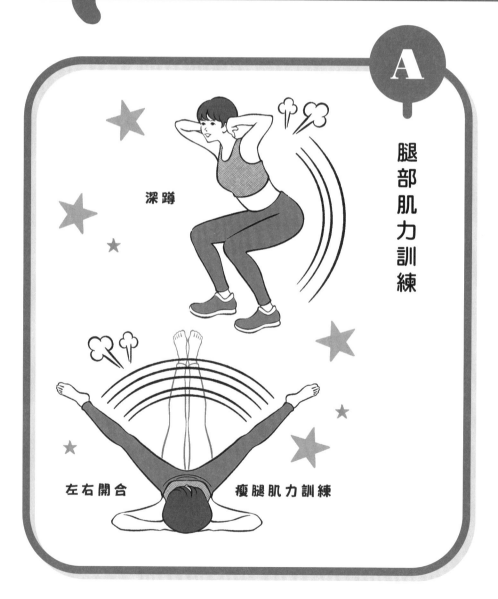

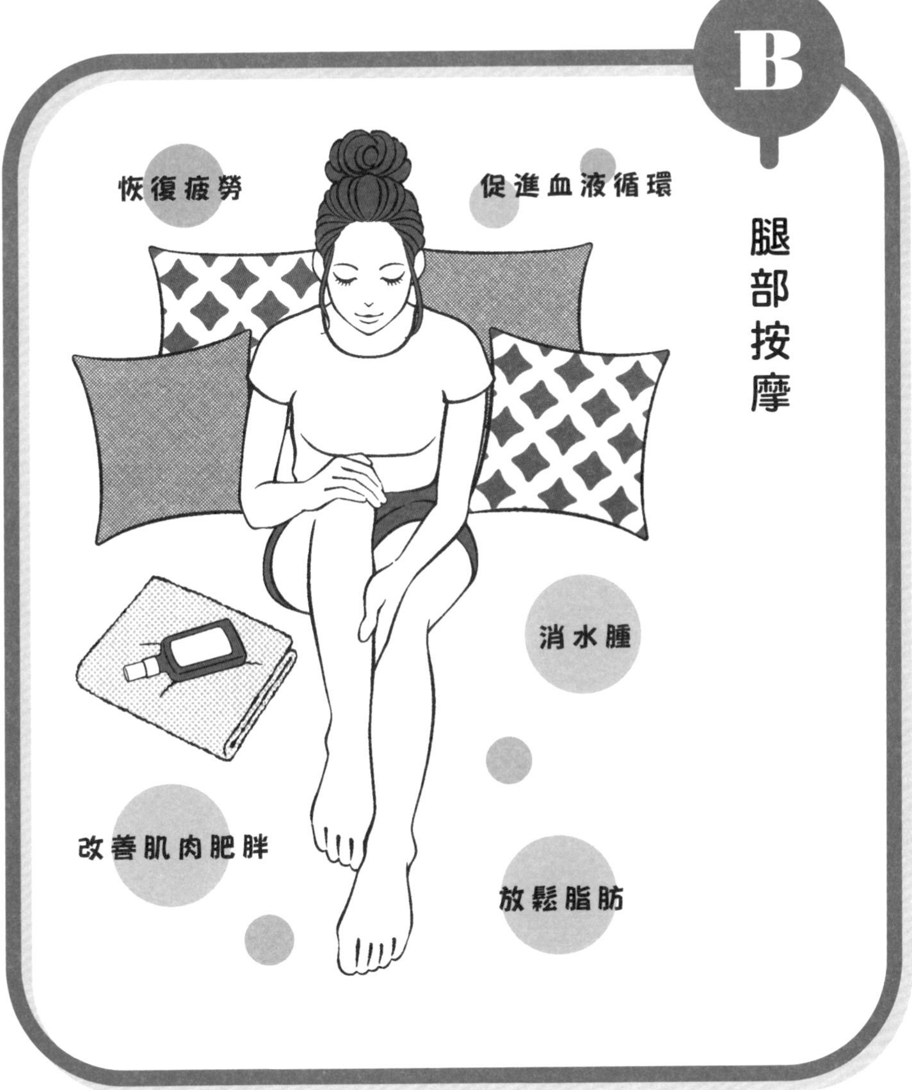
B
腿部按摩
恢復疲勞
促進血液循環
消水腫
改善肌肉肥胖
放鬆脂肪

正確答案是這個！

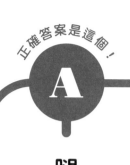

A

腿部肌力訓練

「做肌力訓練腿會變粗」只是都市傳說。

「我的腳很容易水腫，不大想走路。」

「做肌力訓練腿不會變粗嗎？」

從想瘦腿的女性口中很常聽到這兩句話。

不過我敢斷言，女性做一般肌力訓練百分之百腿不會變粗。

首先，有很多人誤以為「做肌力訓練肌肉就會變壯」，其實肌肉會變粗壯是受到男性賀爾蒙的影響。女性也會分泌男性賀爾蒙，不過相較於男性分泌量壓倒性地低。因此，就算進行鍛鍊也不會變成金剛芭比。

我這麼一說，有些人會說：「可是，競速滑冰的女性選手腿部都很健壯啊。」可是，運動員得進行將身體逼到極限，痛苦到不行的嚴格訓練。

儘管理所當然，她們每天都得持續練習好幾小時，所做的訓練也和一般人為了塑身而持續做的肌力訓練不同，簡直是異次元般的嚴苛訓練，不可同日而語。

運動後會覺得「腿部變粗」、「腿部腫脹」，不是因為肌肉本身變粗，而是肌肉充血※造成的暫時現象，各位大可放心。

一般女性「腳變粗」的原因有二：「體脂肪增加」或是「腿部水腫」。不管怎樣，「經常活動下半身」、「增加肌肉」都是緊實腿部最有效的方法。

造成腿部水腫的原因，在於沉澱體內的體液（血液及老舊物質）。體液原是透過小腿肌肉像幫浦般將體液往上推，通過血管和淋巴管送回心臟。這種現象稱作「擠乳作用」。

※肌肉充血是指……運動後，大量水分（血液及淋巴液等）輸送到肌肉中，使肌肉暫時變粗大的現象。過一段時間後，肌肉自然就恢復原來的狀態。

然而，肌力不足的人小腿的幫浦作用較弱，無法將體液往上推，結果老舊物質不斷囤積在腿部，以「水腫」的形式表現出來。

幫浦作用可透過自行活動腿部肌肉來產生，不僅能藉此增加肌肉量，還能有效提昇幫浦作用。

我在Q23（P137）中已經提到過，減少體脂肪最有效的方式就是下半身肌力訓練。換句話說，**不管腿粗的原因是因為體脂肪還是水腫，透過活動雙腳增加肌肉量，才是緊實腿部的方法**。

具體而言，平時可多走路、常走樓梯，運動的話，建議可以做簡單的蹬腳跟運動等。尤其是長時間坐辦公桌的人，也可以坐著不時蹬腳跟，這樣腿部就不易水腫。

當然，做深蹲等下半身肌力訓練也相當有效。我在148頁提出一套消除腿部水腫的肌力訓練菜單，請各位多加參考。

最後還有一點。深信「按摩能消除橘皮組織，分解脂肪後排出體外」、「按摩能軟化皮下脂肪，變得容易燃脂」這些話的人接連不絕，這也是流傳多年的錯誤減肥法之一。

不管怎麼努力揉捏或伸展皮下脂肪，都不會燃燒。就算將身體纏繞起來逼出汗也是一樣。

說到底，如果這麼做真的會燃燒脂肪，我們做教練的一定會去學皮下脂肪按摩法，並融入訓練中。

當然，按摩能鬆弛僵硬的肌肉，具有暫時促進血液循環，放鬆身心的效果。覺得「腿部疲累」時，不妨進行腿部按摩。

先充分理解運動與按摩兩者效果的差異後，再選擇當下最適合自己的方式吧。

試試看

消除水腫肌力訓練

想要消除腿部水腫，肌力訓練比按摩更有效。
當中也包含可坐著進行的訓練，也很推薦在工作或家事之餘進行。

腿部伸展（20次×2～3組）

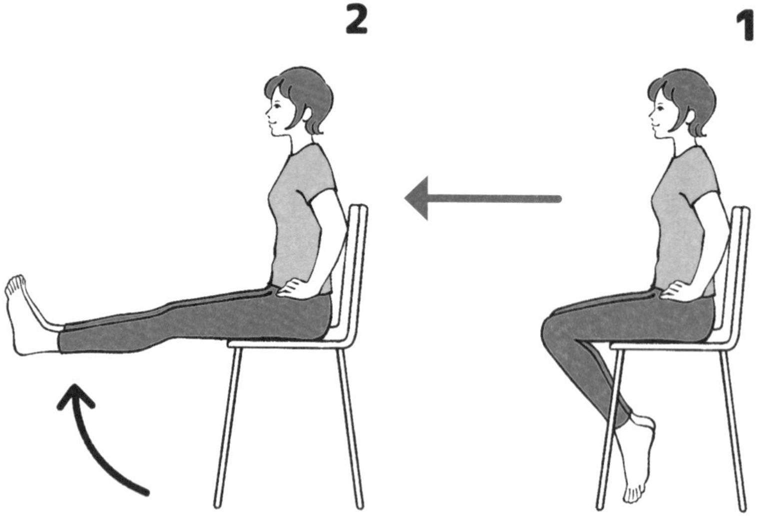

坐在椅子上，膝蓋彎曲。這時，腳踝為伸直狀態。

雙腳膝蓋伸直的同時，將腳踝彎曲90度。重複步驟1和2。

小腿屈伸（左右各20次×2～3組）

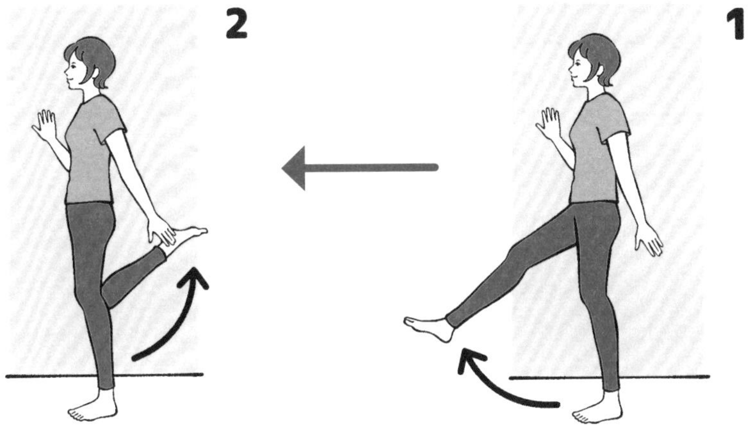

單手扶在牆壁上站立，將靠牆側的腿向前伸出。

利用腳往回抬的作用力彎曲膝蓋，用手碰觸腳跟。重複步驟1和2。

小腿上提（左右各20次×2～3組）

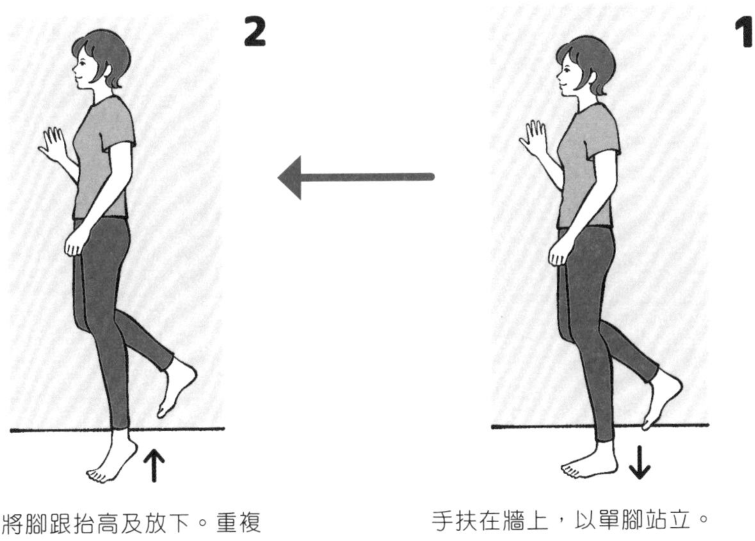

手扶在牆上，以單腳站立。

將腳跟抬高及放下。重複步驟1和2。

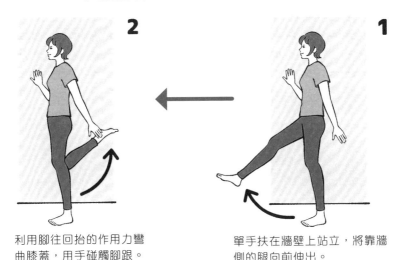

Q25 哪種有氧運動的燃脂量較多？

A

單次運動二十分鐘

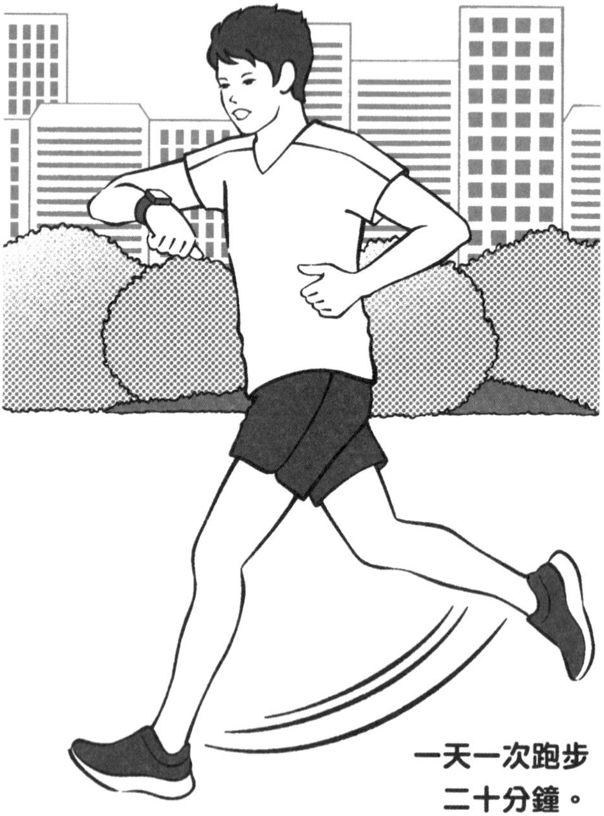

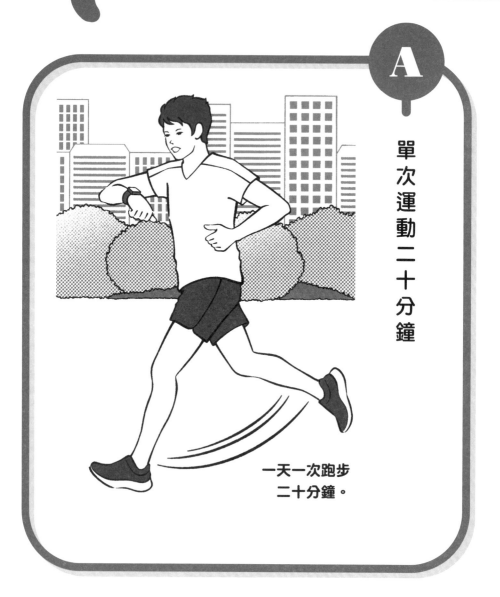

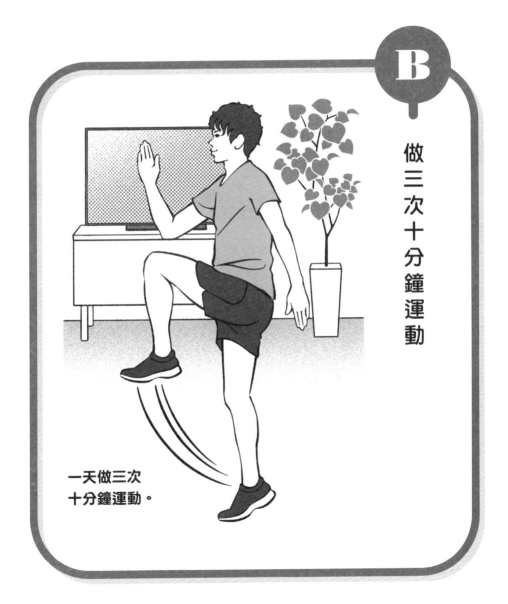

B

做三次十分鐘運動

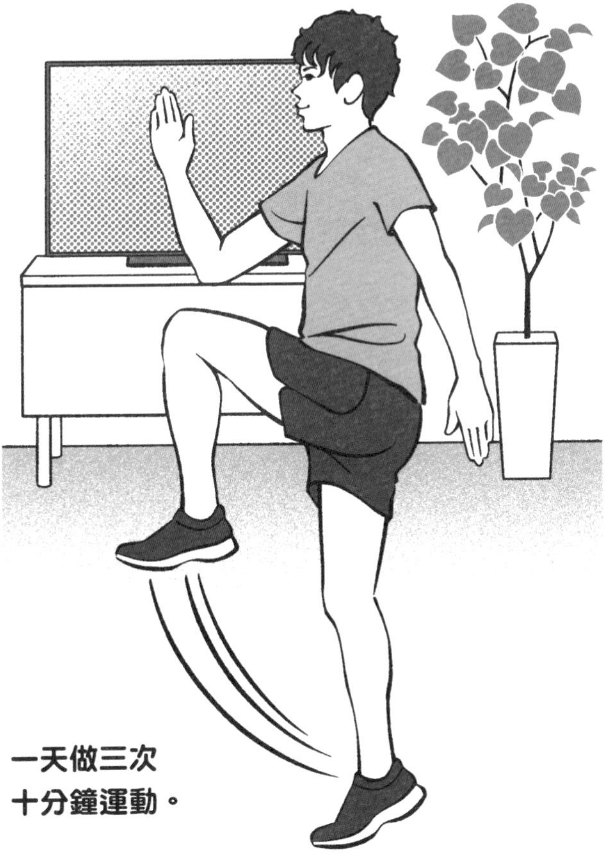

一天做三次
十分鐘運動。

正確答案是這個！

B

做三次十分鐘運動

「做二十分鐘以上的有氧運動才能燃燒脂肪」……這個觀念落伍了。

以前常聽人說：「必須持續做二十分鐘以上的有氧運動才能燃燒體脂肪。」不過如今，「開始運動時就在燃燒體脂肪」才是常識。

過去一直認為，開始運動後會先將體內的「醣類」當成主要能量源，二十分鐘過後才會改用「體脂肪」。但實際上，從我們自床上爬起來的瞬間就已經開始活動身體。也就是說，現在則認為從我們起床之時就以「醣類」作為能量源使用，二十分鐘後就會燃燒體脂肪。

此外，近年的研究顯示，連續運動二十分鐘和兩次十分鐘運動，體脂肪的燃燒效果幾乎一樣。

因此**不論是連續運動還是分成數次運動，只要運動內容及總計時間相同，效果也會相同**。

既然持續走三十分鐘或是分成數次進行，每次走五～十分鐘，總計走三十分鐘能消耗同樣的熱量，就不需要特地擠出時間運動，可利用通勤、上學、日常購物等時間（但不是只有單純走路，記得要遵守燃燒脂肪的步調！↓詳見P76～77）。

對不喜歡長時間持續運動的人，或是忙得不能擠出長時間運動的人來說，這是個好消息。

每次運動十分鐘的習慣維持兩個月後，就能明顯感受到體型及身體狀況的變化。這時一定會覺得只走十分鐘還不夠，反而會「想再多走一點」、「想挑戰慢跑」等，變得想積極活動身體。

Q26 燃脂效果好的運動順序是？

A

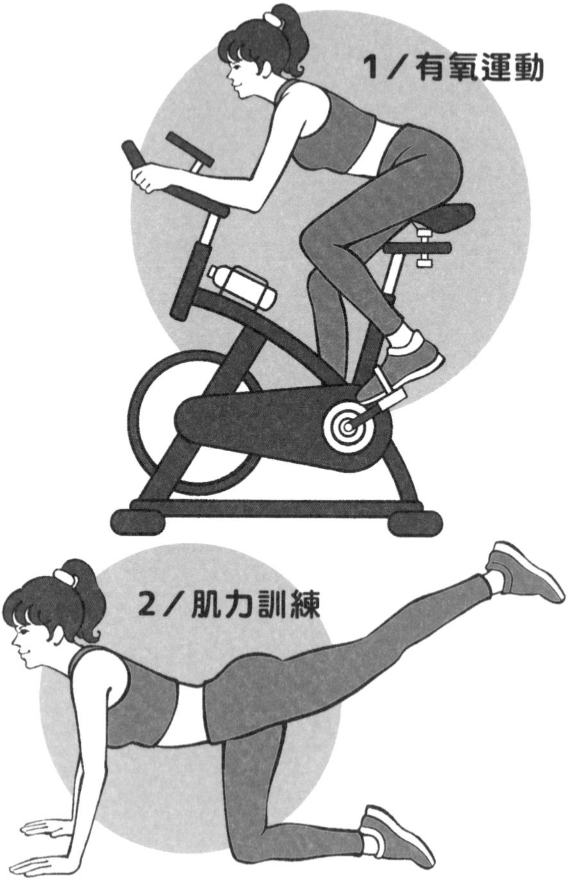

有氧運動

↓

肌力訓練

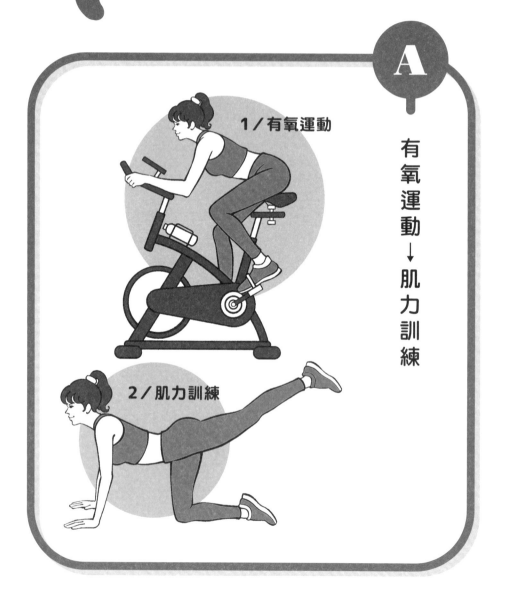

B
1／肌力訓練
2／有氧運動
肌力訓練
↓
有氧運動

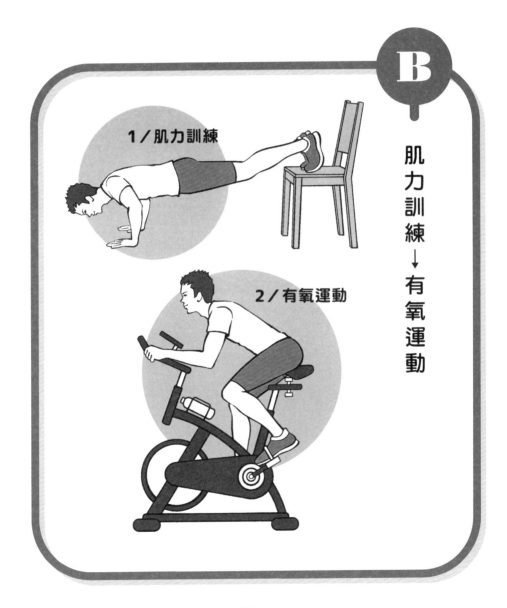

正確答案是這個！

B

肌力訓練↓有氧運動

想瘦得有效率，記得「先做肌力訓練，再做有氧運動」。

各位知道嗎？只要改變運動的順序，就能提升燃脂效果。

在想好好運動的這天，請務必按照「先做肌力訓練，再做有氧運動」的順序進行訓練。光是這樣，就能提高燃脂效果。

這麼做的原因，是因為肌力訓練能促進分泌「生長激素」和「正腎上腺素」等物質。

生長激素是指大腦（腦下垂體）分泌的激素，如同其名，能促進組織及細胞生長。加上生長激素分泌後，能促進可分解脂肪的「脂酶」活性化。

正腎上腺素是腎上腺髓質所分泌的激素之一，同時也是攸關交感神經傳遞情報的神經傳達物質，釋放後能提高交感神經的活動，促進脂肪分解。

因此，**先進行肌力訓練，打造能盡量促進生長激素及正腎上腺素大量分泌的「容易燃脂體質」，再進行有氧運動，就能提高燃脂效果**。

只是，如果想充分展現燃脂效果，不光是運動的順序，肌力訓練的內容也很重要。「對大型肌肉確實施加負荷」的肌力訓練容易促進生長激素的分泌，下半身以使用臀部及大腿肌肉的深蹲和弓箭步，上半身則以使用胸部、肩膀及體幹的伏地挺身為代表性訓練。

我的建議計畫是：先進行十～十五分鐘使用大型肌肉的肌力訓練，然後再快走或慢跑三十分鐘～一小時。有上健身房的人，可在使用訓練器材或重量訓練等下半身為主的肌力訓練後，再搭配跑步或游泳。

想瘦得有效率的話，可藉由肌力訓練→有氧運動的組合，讓體脂肪不斷燃燒！

試試看

養成「容易燃脂體質」的肌力訓練

想要提高燃脂效果，能刺激大型肌肉的肌力訓練最有效。
如果覺得困難，可改成挑戰負荷降低的動作。

維持萬歲姿勢
（維持10秒＋休息10秒，左右各3組）

雙腳前後大幅張開後下蹲，使前腳膝蓋呈直角。以前腳與後腳5：5的比例來支撐身體。雙手舉至頭上，並維持幾個呼吸。

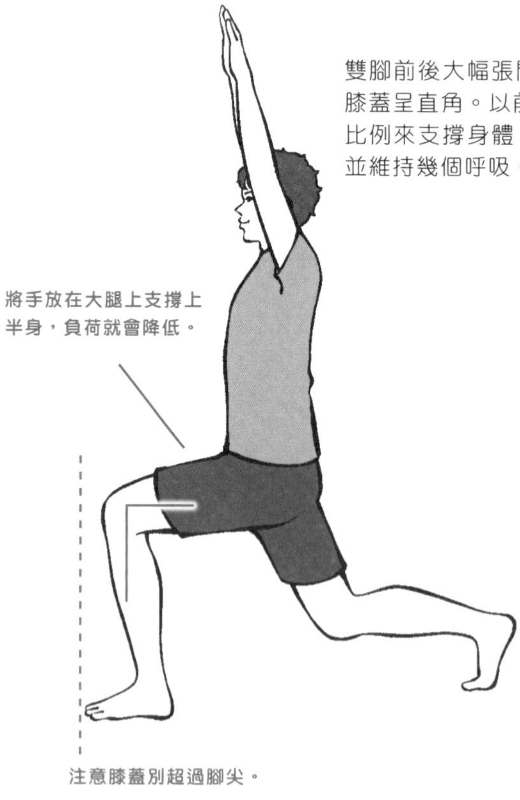
將手放在大腿上支撐上半身，負荷就會降低。
注意膝蓋別超過腳尖。

提臀抬腿
（左右各20次×2～3組）

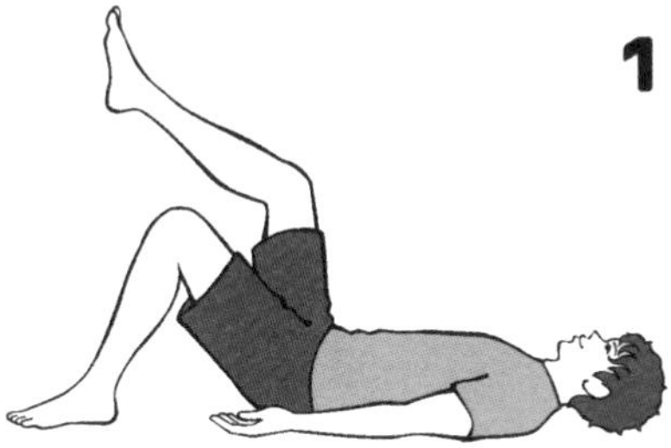

仰躺後單腳抬起

仰躺在地後，豎起其中一腳膝蓋，另一腳膝蓋則微彎上抬。左右臂靠身體伸直，掌心朝上。

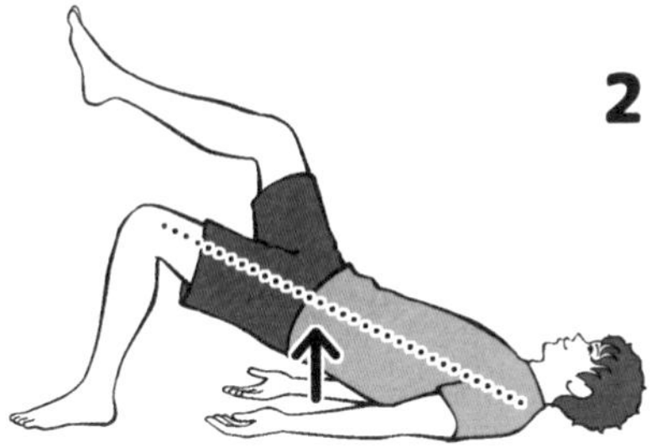

臀部上抬，使胸部、腹部、大腿呈一直線

以腳掌壓住地面，花4秒抬起臀部，直到臉部、腹部、大腿呈一直線後，回到步驟1的動作。呼吸維持自然。

單腳深蹲（左右各20次×2～3組）

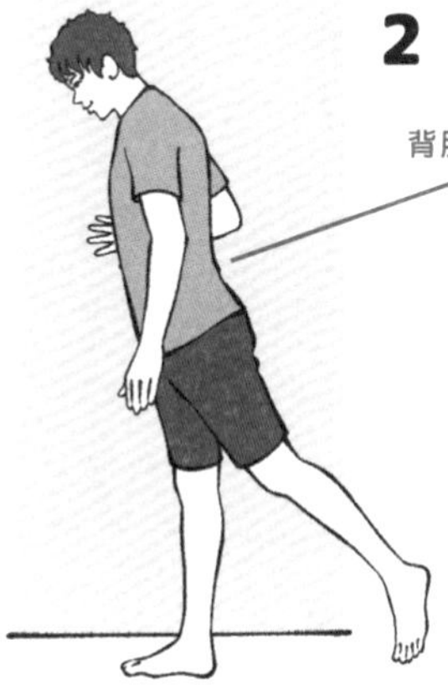

1
後腳貼地進行能降低負荷。
避免膝蓋超過腳尖。

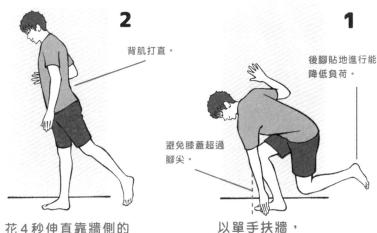

花4秒伸直靠牆側的膝蓋

邊吐氣邊花4秒伸直膝蓋，然後再邊吸氣邊花4秒回到步驟1的動作。

以單手扶牆，單腳站立後往下蹲

單手扶牆站立，以靠牆側的腳單腳站立，膝蓋彎曲至90度。離牆較遠側的手則以手指貼地。

Q27 哪個運動適合文書工作者？

A

在工作休息的
週末集中努力運動就行了

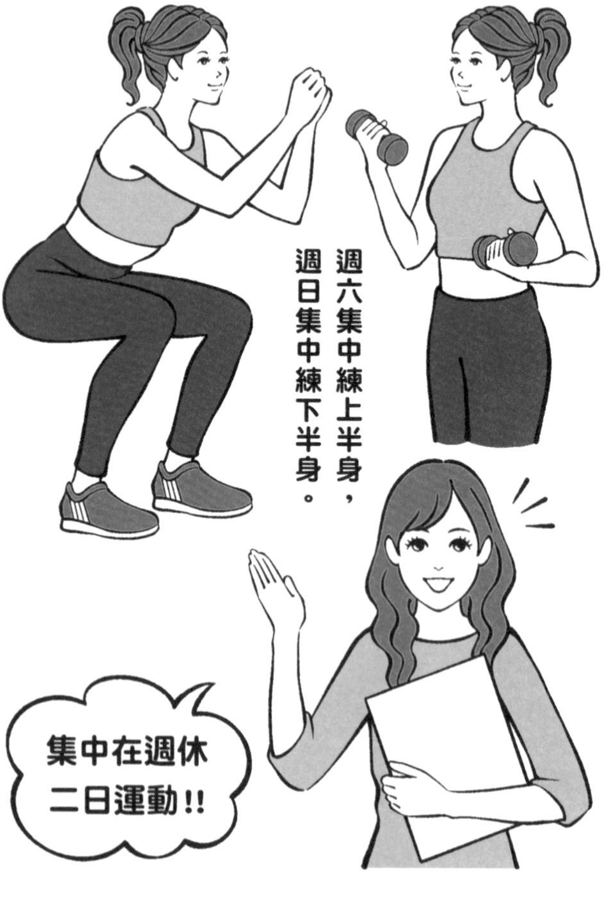
週六集中練上半身，
週日集中練下半身。
集中在週休
二日運動!!

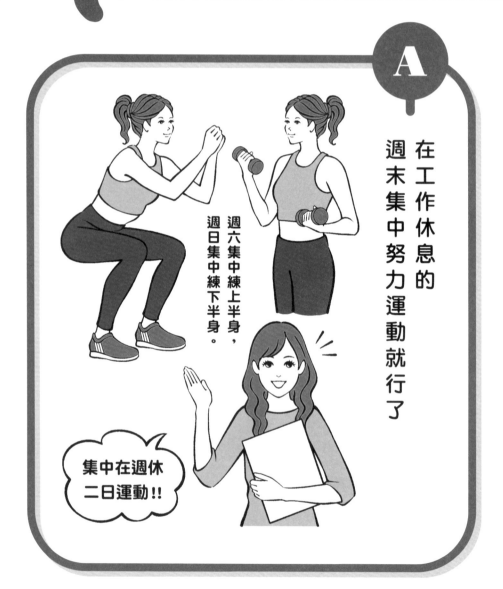

B

工作日就是運動日，週一到週五每天做一點運動

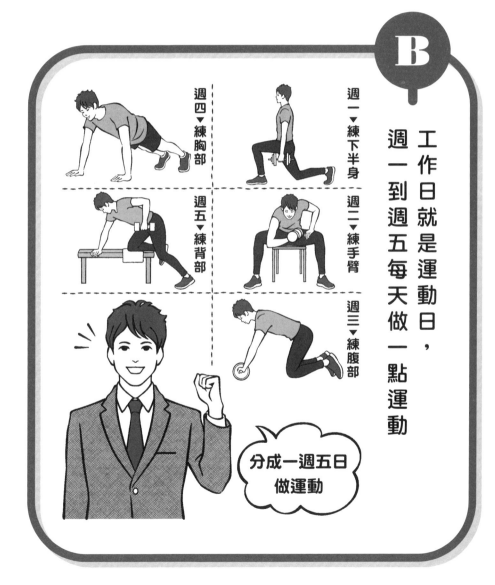

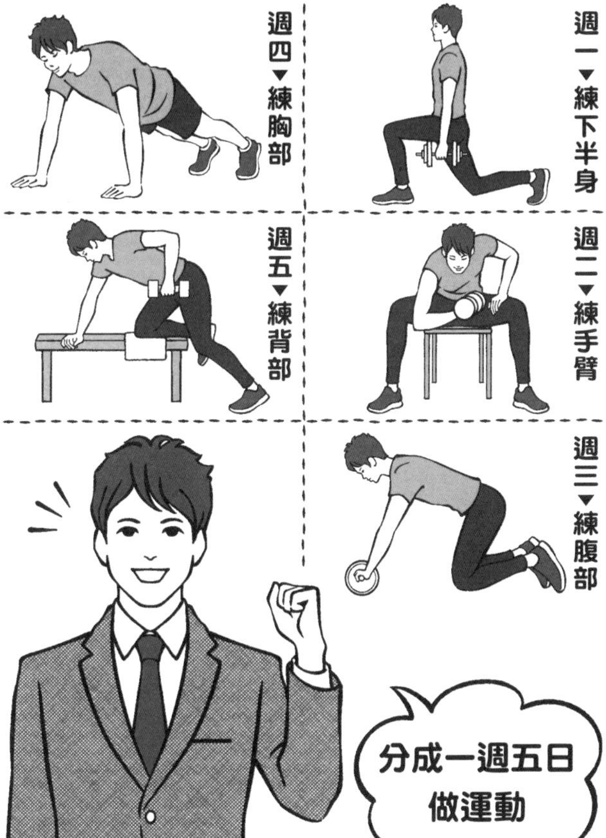
週一▼練下半身
週二▼練手臂
週三▼練腹部
週四▼練胸部
週五▼練背部
分成一週五日
做運動

正確答案是這個！

B

工作日就是運動日，週一到週五每天做一點運動

重要的是別將運動「當成活動」。

比起在忙碌的平日利用零碎的時間運動，不如等到空閒的週末再運動，既能一口氣增加消耗熱量，也比較有效率……相信有不少人抱有這種印象。

但實際上，每次運動都過於努力的人容易中途放棄。

運動的強度再高，光靠一個月運動數次或是一週運動一次根本瘦不了。

的確，長時間運動的單次消耗熱量較多。可是，一週運動一次，努力做高強度運動一～兩個小時和每天運動十五～三十分鐘，兩者整體比較起來又如何？

從結果來看，「每天運動」的運動量較高。

我給各位的建議是，那就**特意將「工作日當成運動日」**吧。

或許各位會覺得：「工作這麼累還要運動，豈不是更疲累嗎？」其實對文書工作者來說正好相反。從事文書工作時，坐著的時間相當長，運動量也會減少。這麼一來，明明大腦相當疲憊，身體卻一點也不累，每天也會睡得很淺。換句話說，正因為沒有活動身體，才造成疲勞沒有消除的狀態。

比方說，在工作前後的時間，安排一天進行十五～三十分鐘左右讓身體稍微出汗的快走或慢跑。透過在工作日適度運動活動身體，就能每天睡得好，戶外的空氣和景色能帶給大腦良性刺激，也能有效恢復疲勞。

更重要的是，爽快地做完稍微冒汗的運動後會留下「感覺好舒暢」的好印象，然後就會產生「明天也要活動身體」的念頭，自然也會提高養成運動習慣的機率。

雖然囉唆很多次了，不過想要確實瘦下來，關鍵在於能否養成運動習慣，因此「別將運動當成活動」也就相當重要。

Q28 市民馬拉松蔚為風潮的原因是什麼？

A

因為馬拉松其實是很適合運動白痴的運動

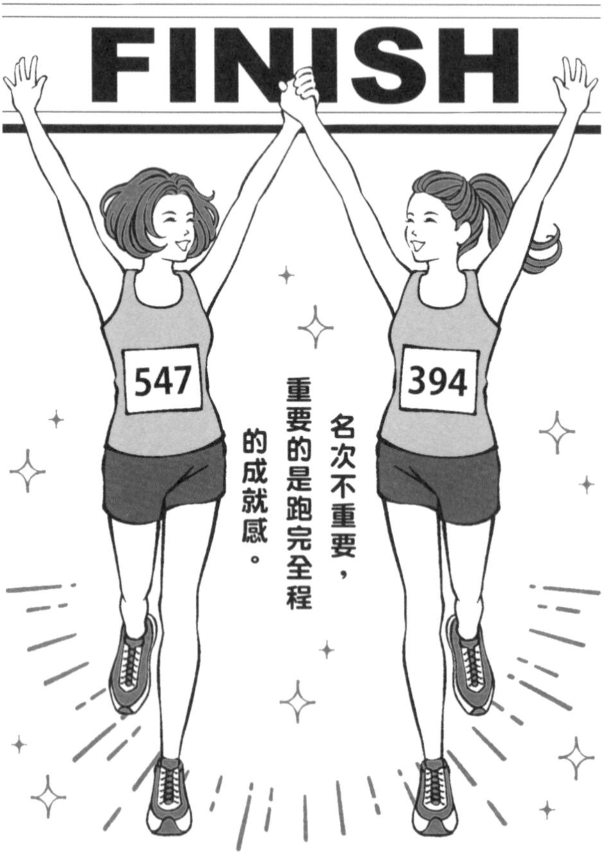
FINISH
547
394
名次不重要，重要的是跑完全程的成就感。

B

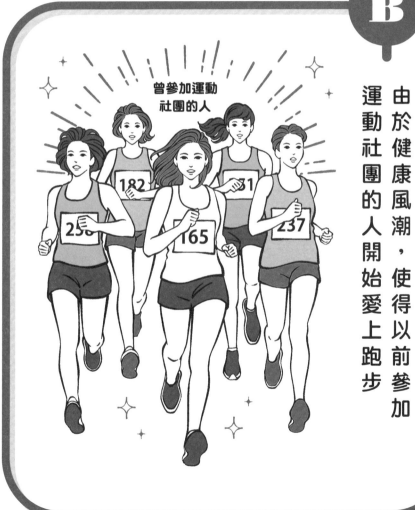

由於健康風潮，使得以前參加運動社團的人開始愛上跑步

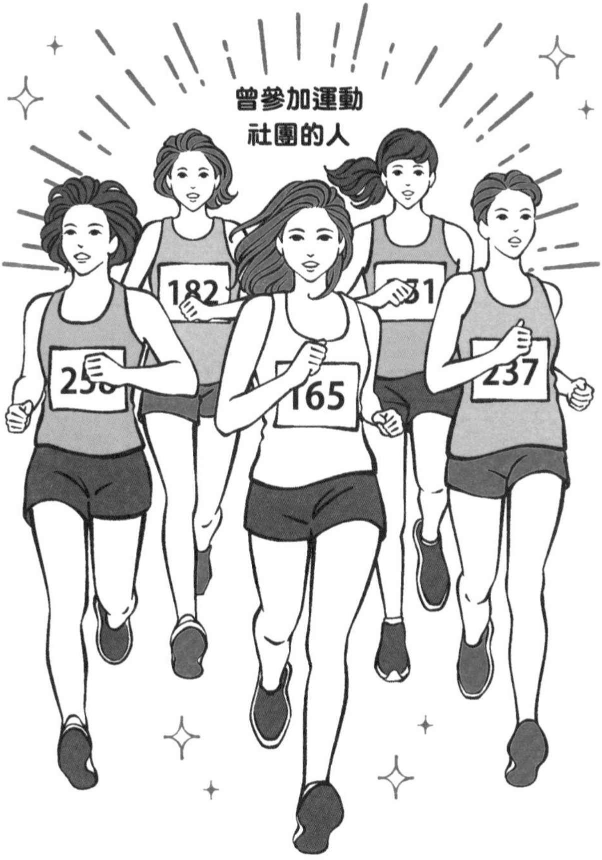

正確答案是這個！

A

因為馬拉松其實是很適合運動白痴的運動

以前參加靜態社團的人具有跑者的素質！

自二〇〇六年以後，常會看到有人在街上跑步。這十五年來，究竟是「擅長運動的人」增加了，還是以前參加體育社團的人重新開始跑步了呢？

不對，其實不是這樣的。跑步人口之所以急遽增加，是因為不擅運動的人開始跑步了。

其實**愈不擅長運動的人，長大之後愈容易沉迷於跑步**。

當中有幾項原因。

原因之一是，單純「跑步」的話，運動神經再差的人也能做到。比方說，游泳、球技、衝浪、滑雪等運動時必須學會技巧。可是，跑步是快走的延續。只需手腳交互向前邁進就好，不需學會特別的技巧就能馬上開始。

其次，即便是平時鮮少運動或是不擅運動的人，只要持續跑下去，跑的距離就會明顯延長。

運動帶來的主要身體變化有三項：「肌肉量增加」、「體脂肪減少」及「提昇心肺功能」。肌肉量和體脂肪量至少得經過兩、三個月才會出現變化，不過心肺功能只需一個月就能明顯提昇。

心肺功能提昇後就不容易喘，也能更輕鬆地向前踏出腳步。起初光跑五百公尺就竭盡全力的人，只要一公里、兩公里持之以恆地跑，之後就能以一週為單位輕鬆延長跑步距離。快的人約三個月就能輕鬆跑完十公里。

由於每次跑步都能切實看到成果，所以每次跑步都能建立信心，認為「自己也能做到」。

因此，愈是在運動上沒有什麼美好回憶的人，愈是會熱衷跑步。

在這當中也有人無法下定決心，心想：「話雖如此，長時間持續跑步太痛苦了，我做不到。」

不過，各位用不著擔心。

聽了那些「嘗試跑步結果遭遇挫折」的人經驗談後，我發現他們都有一開始就過度努力的傾向，所以才會覺得「很累」、「很痛苦」、「我果然做不到」。

可是，是誰規定「再痛苦也要繼續跑下去」的？

如果跑得很痛苦，那就改成走路吧。可以先走一陣子，等心跳平靜下來後再繼續跑，或是就這麼走下去也行。如此重複後，自然就能拉長跑步距離。

愈是「對跑步沒自信」而猶豫不決的人，愈是具備成為跑者的素質。

不要一口斷定「自己做不到」，就姑且一試，在住家附近小跑一下如何？

試試看

目標「比快走稍微快一點的速度」

不擅運動或是對體力沒信心的人也能無痛跑步的訣竅，在於用正確的速度開始跑步。
只要持之以恆，一定能拉長跑步距離。

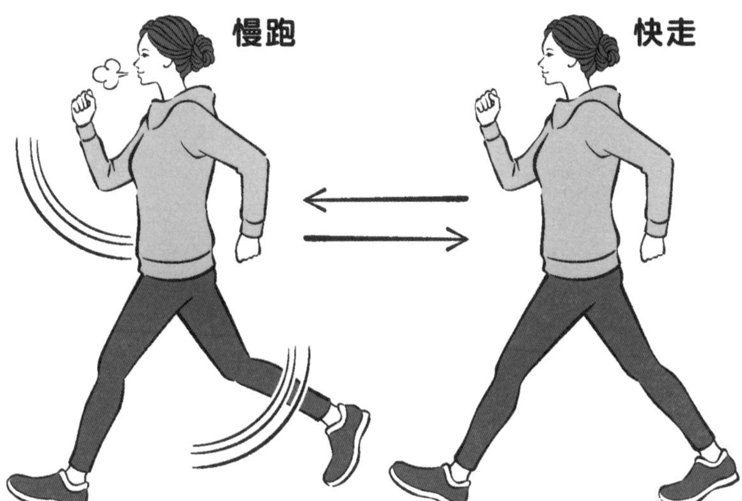

從快走的狀態加速到「再加快就無法快走」的程度，維持這個速度開始跑。
如果跑不到30秒就覺得很喘，表示「速度太快」了。如果覺得很喘就恢復快走，調整呼吸後再開始跑步。

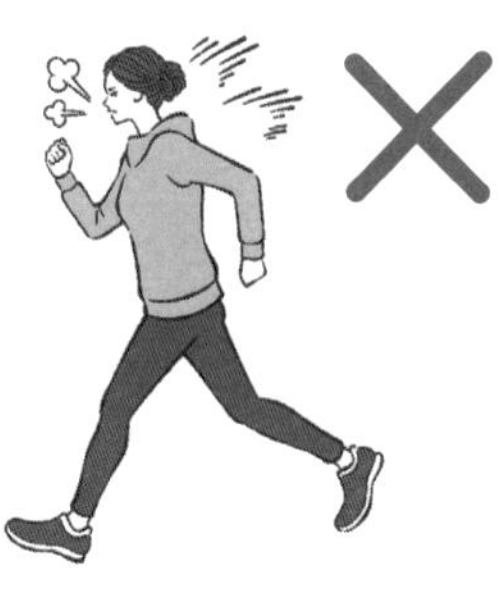

Q29 原本以「跑五公里」為目標，但因工作而時間推遲了，這時你會怎麼做？

A

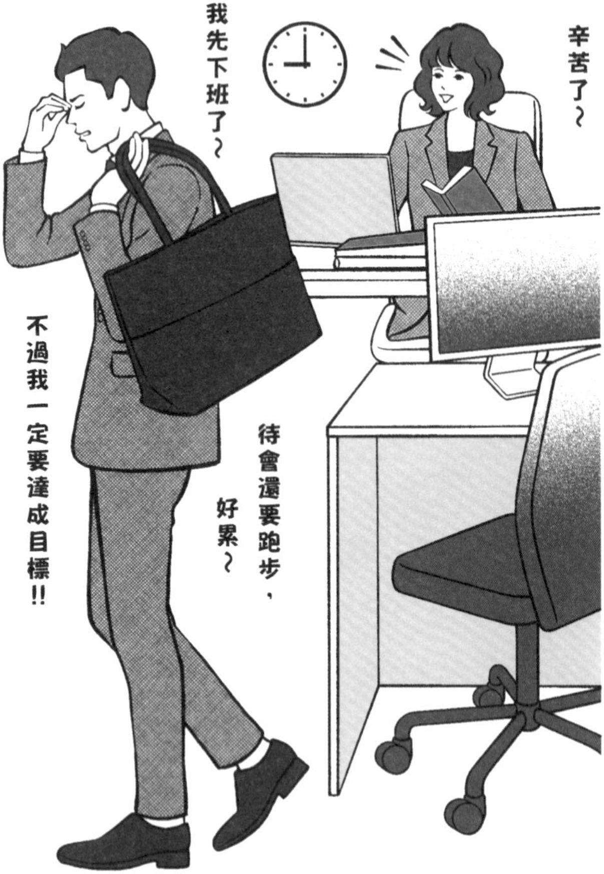
我先下班了~
辛苦了~
不過我一定要達成目標!!
待會還要跑步，
好累~

還是努力跑五公里

B 當作放鬆只跑兩公里

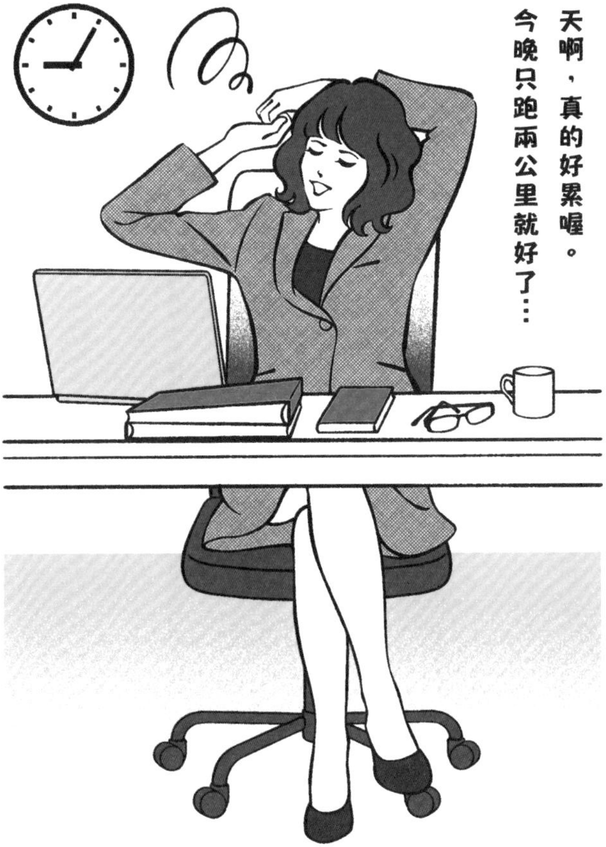

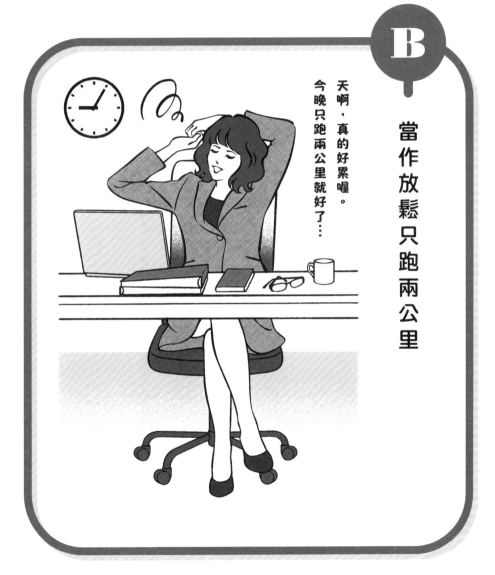

正確答案是這個！

B

當作放鬆只跑兩公里

不用完成全部，完成一半就好。

每逢精疲力盡回到家的日子，總會煩惱「要不要運動」……從今天起，立即丟掉這種想法吧！

這是因為，「零或一」的思考模式會成為無法持續運動的原因。

即使運動時只完成最大目標的百分之三十或五十，我們的大腦都會將每次成果當作「成功體驗」，確實輸入腦中。當「成功」的經驗烙印在腦中愈深，愈能防止我們喪失信心或受到挫折，產生「我果然做不到」的念頭。

因此，**運動目標應事先設定好「高標」及「低標」**。比方說以快走為例，事先準備好五公里路線及兩公里路線，肌力訓練則準備好「十次×五組」、「十次×兩組」的計畫。這麼一來即使很累，也能調整成「今天只走簡單路線」，大幅減少「零」，亦即失敗的體驗。

我習慣回家後跑步，即便是身為教練的我，在精疲力盡回到家的日子也會心想：「唉，今天真不想跑步。」（再怎麼喜歡運動的人，也會有嫌運動「麻煩」或「討厭」的時候！）

因此，我自己也會設定在自家周邊跑三十分鐘和跑一小時的兩種跑步路線。

「現在要跑一小時太累了……」提不起幹勁時，就會想「跑三十分鐘應該沒問題」；即使只跑三十分鐘，跑完之後一定會覺得「心情真舒暢」、「還好有跑步」。

想將運動當成習慣，必備條件不是「毅力」及「忍耐力」，**而是認識到對自己而言「運動很重要」，以及「下次一定能做到！」的自信（期望感）**。重視「既然能夠完成一半，下次一定能達成目標！」的積極心情，盡己所能持續運動吧！

小知識

隨時準備兩種路線 就能持之以恆

重點在於途中路程都一樣。
將到達岔路以前的時間當作思考「該走哪條路線」的閒置時間，在走路或跑步時會改變心情，可以選擇長距離路線。

快走路線的範例

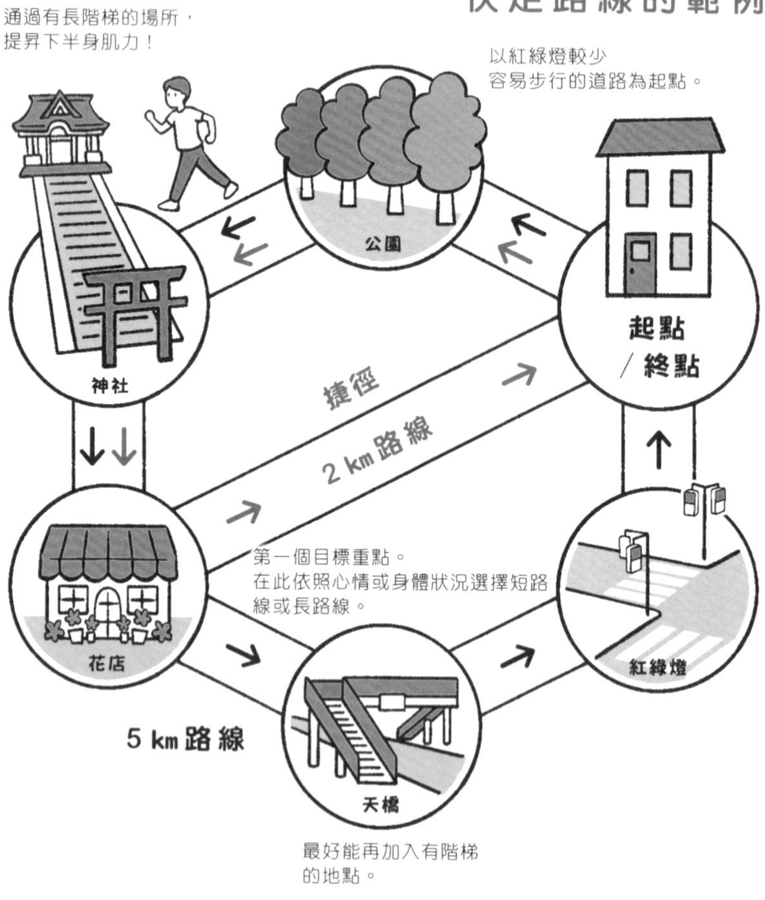

通過有長階梯的場所，
提昇下半身肌力！
以紅綠燈較少
容易步行的道路為起點。
公園
神社
起點
/ 終點
捷徑
2 km 路線
第一個目標重點。
在此依照心情或身體狀況選擇短路線或長路線。
花店
紅綠燈
5 km 路線
天橋
最好能再加入有階梯
的地點。

跑步路線的範例

選擇行人及車輛較少通行的
路會比較好跑。

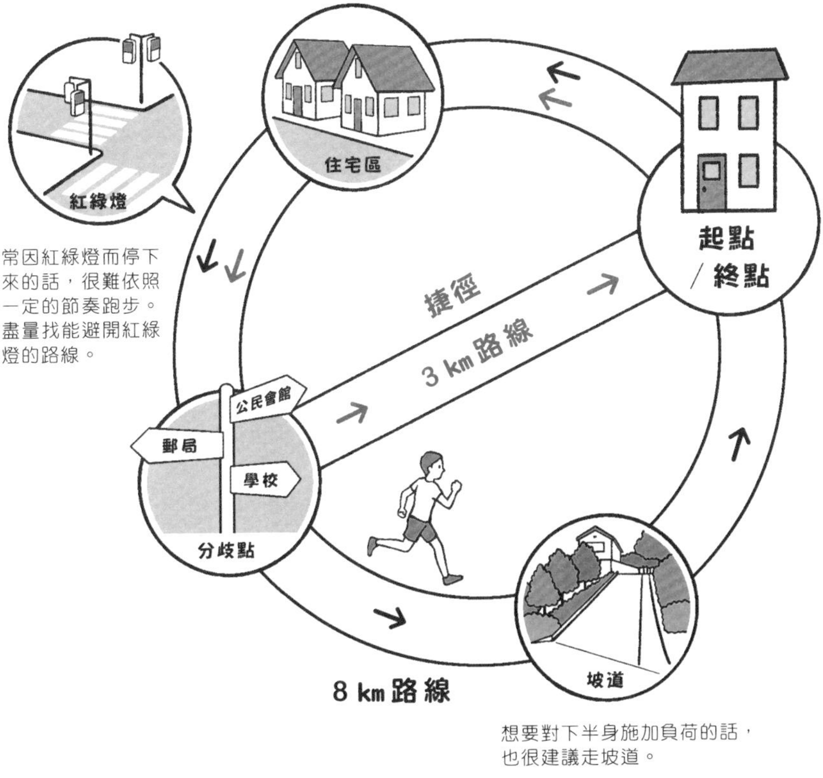

常因紅綠燈而停下來的話，很難依照一定的節奏跑步。盡量找能避開紅綠燈的路線。

想要對下半身施加負荷的話，也很建議走坡道。

Q30 在快走和慢跑時哪一點最重要？

A

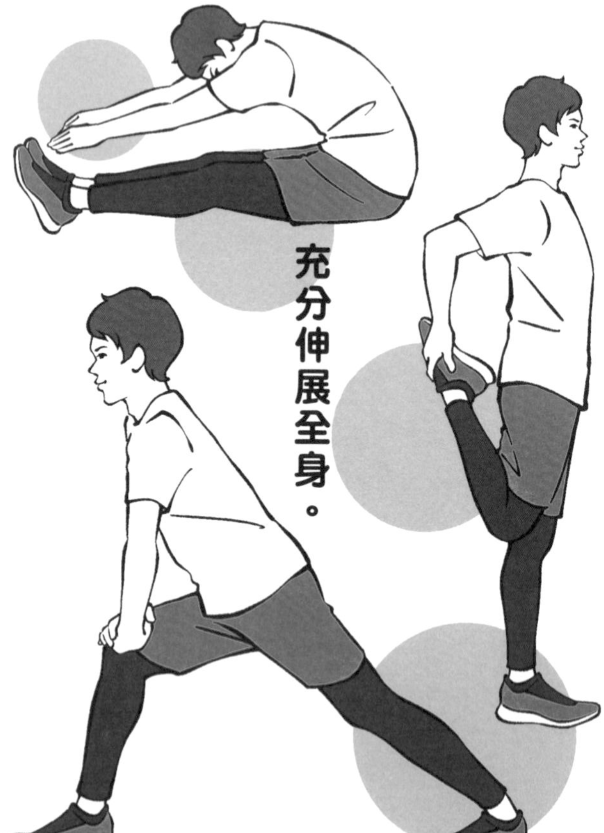

充分做好準備運動

充分伸展全身。

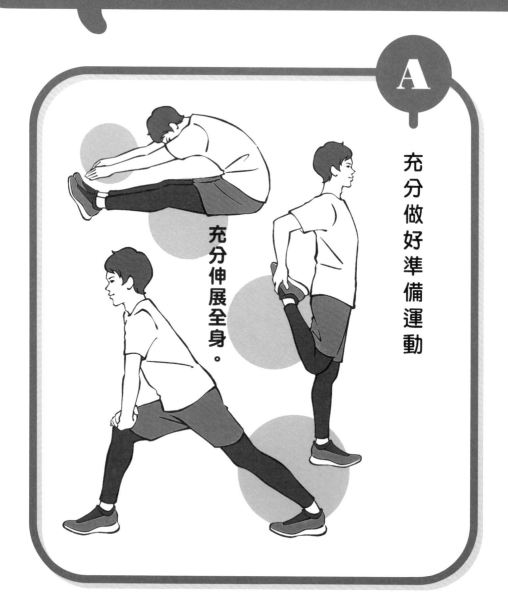

B 一定要穿雙好鞋

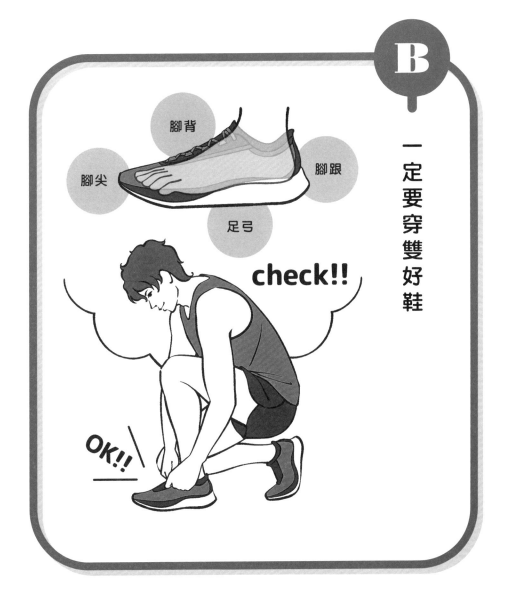

正確答案是這個！

B

一定要穿雙好鞋

準備運動太麻煩，不需要。

常有人問我：「快走和慢跑前該做什麼伸展操好？」

我的回答是：「不需要做伸展操。」有時間做十分鐘伸展操，倒不如提早開始運動好。

運動前之所以要做準備運動，是為了提高肌肉溫度——也就是暖身。

肌肉溫度提高後就會提高柔軟度，身體也會容易活動。因此，進行高強度運動前做準備運動能預防受傷。可是，大多人運動前做的伸展操屬於靜態伸展（參照P180），不具備溫暖肌肉的效果。

相信大家有在電視上看過職棒選手在練習前稍微跑步的模樣。**快走和慢跑本身就能當成暖身運**

動，因此一開始先慢慢走，之後再逐漸加速進行快走或慢跑即可。運動完後，再做靜態伸展提高柔軟度。

減少準備運動這道麻煩的手續，也能大幅降低持續運動的難度。

另一方面，挑選鞋子很重要。我建議**不論是快走或是跑步，最好都選擇跑鞋**。這是因為，跑鞋具有可彌補肌力不足的構造及吸收衝擊等多項功能，因此運動初學者穿上後也能舒適快走或跑步。

跑鞋的種類涵蓋初學者到高級者用，相當廣泛，功能也各不相同，請務必找鞋店店員商量「快走用」、「現在要開始跑步用」的鞋款，他們會推薦適合你的程度的鞋款。

另外，選購鞋子時請一定要試穿。

鞋子的功能固然重要，畢竟得長時間、長距離穿著，因此「舒適感」更加重要。挑選穿上後立刻感覺「腳被完全包覆」的鞋子，是選購鞋子絕不失敗的訣竅。

小知識

動態伸展操
靜態伸展操

伸展操可分成動態伸展和靜態伸展兩種。
可配合目的選擇適當的伸展操。

靜態伸展

不靠反作用力，慢慢伸展肌肉的伸展方式。具有提高柔軟度、消除肌肉疲勞的效果，適合用於運動後放鬆肌肉。

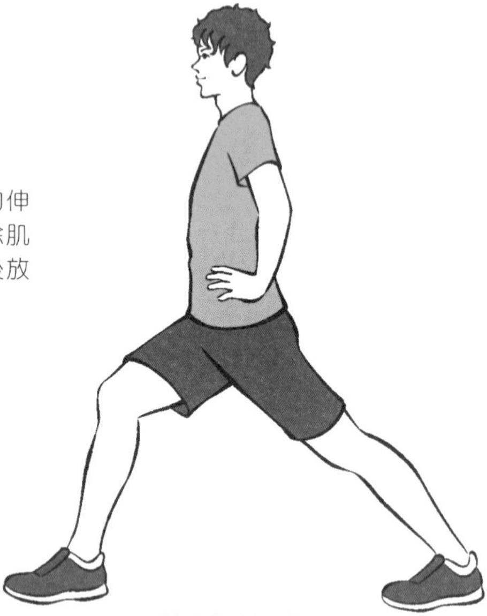

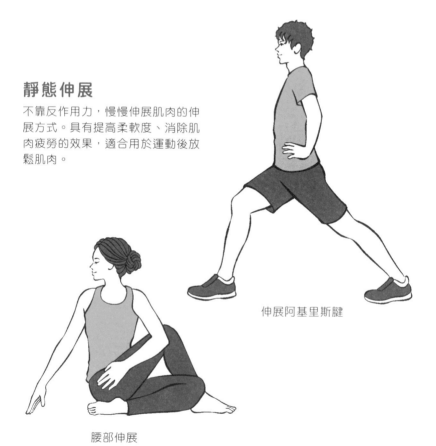

伸展阿基里斯腱

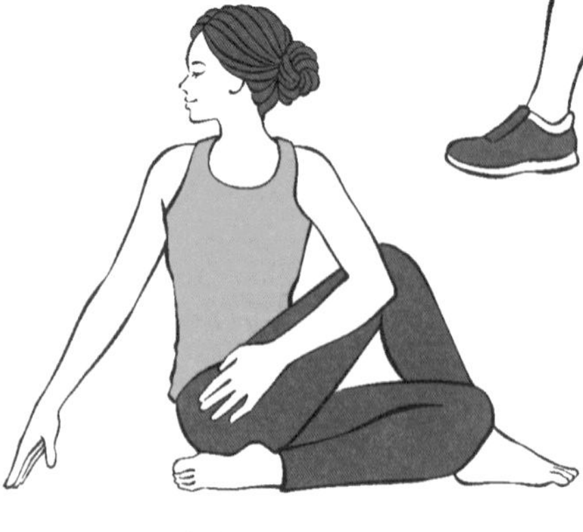

腰部伸展

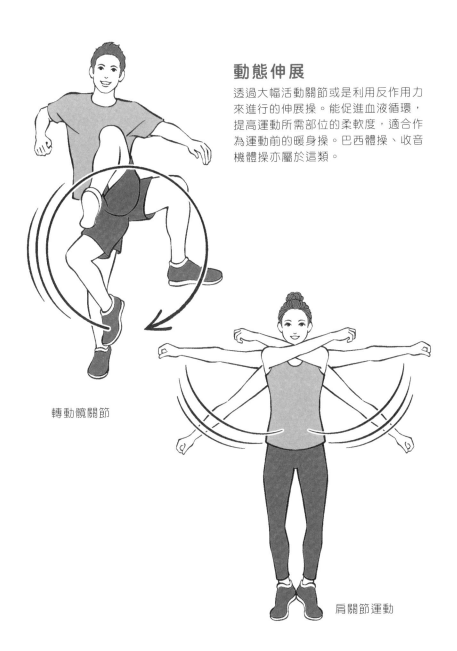

動態伸展

透過大幅活動關節或是利用反作用力來進行的伸展操。能促進血液循環，提高運動所需部位的柔軟度，適合作為運動前的暖身操。巴西體操、收音機體操亦屬於這類。

轉動髖關節

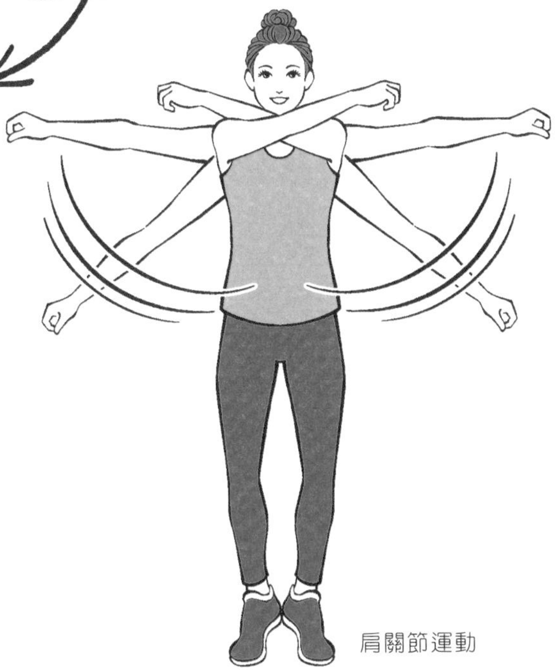

肩關節運動

Q31 做哪個能變瘦？

A 做一小時瑜伽

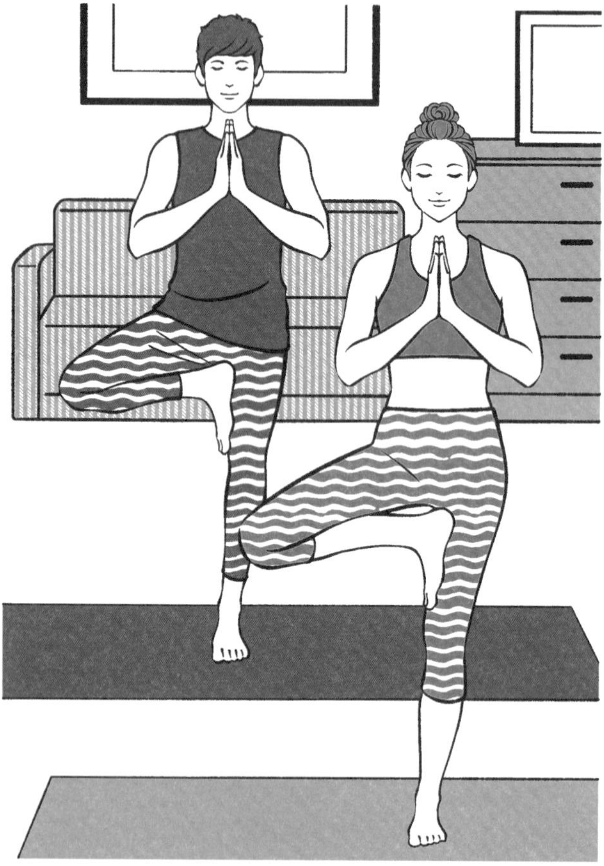

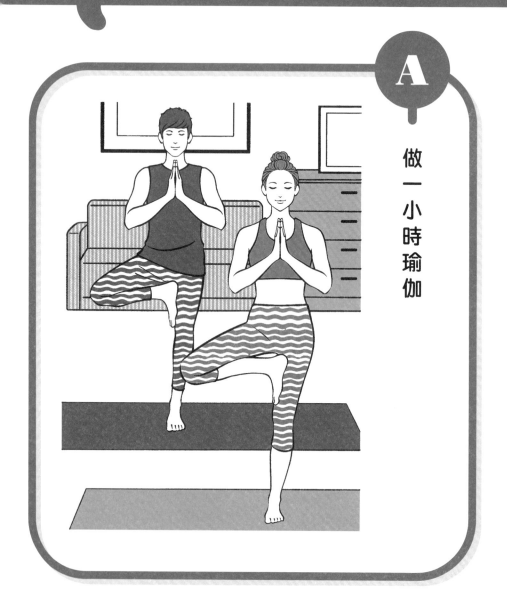

B 跑步三十分鐘

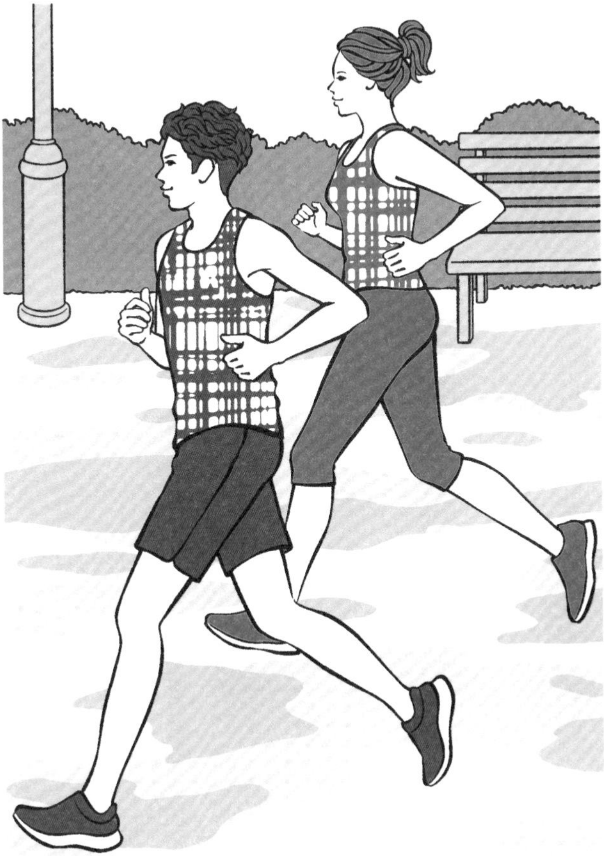

正確答案是這個！

B

跑步三十分鐘

瑜伽不是運動。

連不擅運動的人也能「輕鬆著手」的瑜伽，以女性為中心獲得眾多支持者。瑜伽具備了「能變瘦」、「身體也能變柔軟」、「瑜伽服很時尚」等眾多讓人「躍躍欲試」的要素。

但是，瑜伽並不是「運動」。

我苦口婆心地強調，消耗熱量大於攝取熱量才是減肥成功的黃金法則。如果想變瘦、變緊實、改變體型的話，透過有氧運動減掉體脂肪，藉由肌力訓練增加肌肉提昇代謝，才是最佳捷徑。可是，看METs表（P63）就知道**瑜伽的負荷極低，不能取代有氧運動和肌力訓練**。如果你的目的是減肥，瑜伽這個選項只會讓你繞遠路。

不知怎地，許多人認為瑜伽是一種「運動」，不過瑜伽並不是，而是一種精神修行的方法。「靠瑜伽變瘦」的人大概是因為能控制心智，提高對身體的意識，在食物及食量上有了變化所得到的結果。

不過，我想告訴各位的是，做瑜伽並非毫無意義，只是無法取代有氧運動和肌力訓練。

瑜伽是相當棒的活動，能重振身心，讓人意識到自己。此外，由於瑜伽相當重視呼吸法及呼吸，也有各項研究報告指出瑜伽是能提高抗壓性的放鬆法。

聽說最近邊看影片網站，邊在家做瑜伽的形式相當普及。身為教練，希望各位也能搭配有氧運動和肌力訓練來進行。

不過有一點要注意，瑜伽給人能輕鬆著手且簡單的印象，其實瑜伽姿勢當中有許多高難度的姿勢。如果沒有在安全引導下進行操作，會有極高的受傷風險，尤其是柔軟度較差的人和自學者，一定要慎重進行。

由於機會難得，下面就來談正確選項「三十分鐘變瘦的跑步法」。

能最大限度提高燃脂效果的跑步法，訣竅就在於以有些喘程度的緩慢步調跑步。

這是因為，一旦過度提昇速度，就會喘得無法繼續跑下去。由於跑愈久消耗的熱量愈多，因此「緩慢＋長時間」跑步最能燃燒脂肪。

光是從快走（時速六公里）變成緩慢步調的慢跑（時速八公里），消耗熱量就能加倍。

慢跑時的消耗熱量約為「體重×跑的距離（公里）」。假設體重為六十公斤，跑三公里可消耗一百八十大卡，跑五公里可消耗三百大卡。換算成食物，跑三公里相當於一碗不到的白飯，跑五公里相當於一盒冰淇淋（※熱量隨商品不同而異）。即使零食吃多了，也能夠「抵銷」。

最後，下面介紹一個月內就能成功跑完三十分鐘的訓練計畫。跑三十分鐘，初學者也能跑三公里，習慣後就能跑四～五公里。做瑜伽的確很舒暢，但若能以這個速度跑步，感覺會更加舒暢！

試試看

一個月內就能成功跑完30分鐘
訓練計畫

這個計畫分成三個階段，以持續跑30分鐘為目標。當達成的可能性達50%以上後，就可以進入下個階段。

第1階段

目的：養成有氧運動的習慣

以將有氧運動的習慣融入日常生活中為目的。只有快走也可以，也不需要每天進行！盡可能意識到這點，養成活動身體的習慣。

例如)「通勤日不搭手扶梯，一定要走樓梯。」

「晚餐後試著跟著愉快的舞蹈減肥影片一起運動！」

第2階段

目的：打造跑得動的腳

將有氧運動融入日常生活中後，就可以進入下一階段打造跑得動的腳。已經達成第1階段者可從這裡開始：

A：快走和跑步交互進行
B：短距離跑（1～2km左右）
C：走樓梯及坡道
D：下半身肌力訓練

例如)「週一週三進行A，週末進行D。」

「每天進行C，扣掉六日兩天，剩下的就依序進行吧。」

ADVICE

首先，從A～D當中任選兩種菜單融入一週生活中。
行有餘力的人，可以以均衡實行A～D菜單為目標。

第3階段

目的：增進基礎體力，跑完30分鐘

終於要挑戰跑步了！先設定跑步路線，每週跑一次長路線，一週跑2～3次短路線。

短路線（慢跑1～2km）
長路線（慢跑3～5km）

ADVICE

不要慌張，慢慢以「能持續跑下去的速度」開始跑步（p169）。

COLUMN

如何選擇個人教練？

最近個人健身房的一般公司職員及主婦使用者逐漸增加。個人專屬教練的優點是能提供適合每位使用者的訓練菜單，在最短期間達到理想身材。

另一方面，由於費用價位較高，也有不少人因「雖然有效卻無法持續下去」而放棄。因此，我提出的方案是結合個人專屬教練與健身房兩者的「Hybrid 式」。

我的建議計畫如下：最初的一個月以每週一次的頻率，請個人教練幫忙檢視體型與姿勢，擬定適合自己的訓練菜單。之後再上健身房自己執行訓練菜單，在那之後，每隔兩、三個月一次找個人教練檢視體型與姿勢。訓練菜單約三個月一次，請教練重新擬定即可。

現在也有有個人教練駐館的大型健身房和二十四小時健身房。覺得一開始就去個人健身房難度太高的人，也可以委託常去的健身房裡的個人教練。

最後，選擇教練最重要的一點，就是和自己的契合度。不是擁有的證照種類及數量愈多的教練愈好。最好先參加體驗課程，看該名教練是否能設身處地了解自己的煩惱和期望後再決定。若能找到與自己「合拍」的教練，自然就能持續運動，成功改造身體！

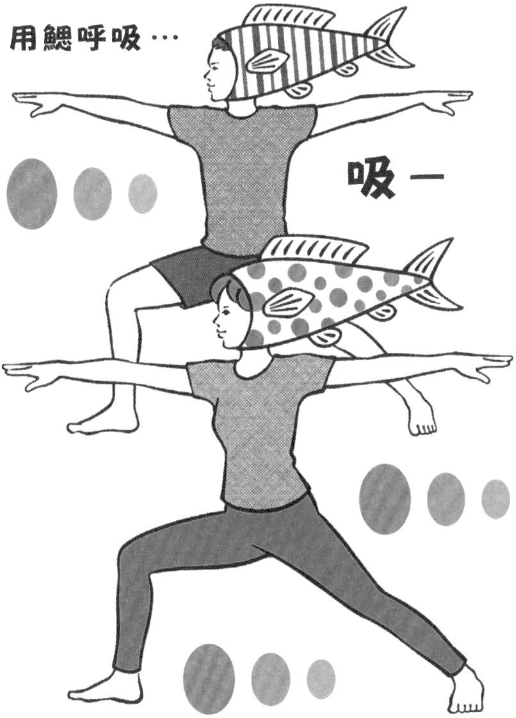
用鰓呼吸…
吸一

結語

「走路跟跑步，選哪個比較好？」

「肌力訓練跟瑜伽，做哪個才會瘦？」

過去我不知被問過多少次諸如這類「哪一種比較有效？」的問題。在各種媒體上相關資訊多如繁星，我也非常明白各位一頭霧水的心情。因此對於上述問題，我的回答是：「對你而言，哪一種才是最容易實踐且能持之以恆的？」

尤其是關於運動方法，有效的——也就是哪種運動的消耗熱量比較高，才是專業上的正確答案。話雖如此，即便是消耗熱量高的運動，若不能持之以恆就等於無效。到頭來，儘管效率較低，還是「適合自己」、覺得「愉快」的運動比較有效。

本書的問題當中，包含一些刻意戳人痛處的問題，以及令人感到意外的答案。不過，看到這些問題和答案時的驚訝與懷疑，一定能在你的腦中留下深刻的印象。

我最近熱衷做料理，於是試著請教料理研究家的朋友一個問題：

「炸雞塊要等油溫變高再下鍋炸，還是從低溫開始慢慢油炸？」

因為我最近在YouTube頻道上看到這部影片：「低溫油炸就能做出美味多汁的炸雞塊！」朋友聽到這個問題，便回答我：「你可以試試看啊。嘗試之後，再選擇自己覺得好吃的炸法就好了。」

我馬上試著用低溫炸雞塊，結果炸出來的雞塊相當油膩，一點也不好吃。或許是我的炸法有問題，不過我明白了一件事：我還是覺得高溫油炸而且回炸兩次的炸雞塊最好吃。

不論是運動還是料理，都要「選擇適合自己的方式」。不過就算明白了，對於自己專業以外的問題還是會忍不住問：「哪個比較好？」

那麼，如果想對我們這些專家提問，各位又會想出哪種「二選一」的問題呢？

我在日本各地都有舉辦演講會。如果有機會見面，請各位儘管發問，不要客氣。我期待各位提出讓我煩惱的問題。如果有機會出續集的話，也能作為參考！

中野・詹姆士・修一

中野·詹姆士·修一

- PTI 認證專業體能教練
- 美國運動醫學會認證運動生理學士
- 運動動機（Sport-motivation）公司　最高技術負責人
- 體能教練協會（PTI）代表理事

作為「合乎理論又能交出成果的教練」，擔任過眾多頂尖運動員及隊伍的教練。其中以擔任桌球選手福原愛、羽球藤井／垣岩女雙組合（藤井瑞希、垣岩令佳）、馬拉松選手神野大地的個人教練最為有名。2014年起擔任青山學院大學驛傳隊伍的體能強化教練。此外，也積極進行提昇跑步等運動表現及健康的維持與增進之相關演講、寫作等多方面活動。近年來亦投注心力在超高齡化社會延伸健康壽命的啟蒙活動上。本身是東京都神坂樂會員制個人訓練設施「CLUB100」的技術負責人，該設施能讓人愉快且無痛地持續運動，受到廣泛客群的支持，人流不斷。著有《醫生說「請你運動！」時，最強對症運動指南》（方舟文化）、《全世界第一有效的伸展法》（大田）等諸多暢銷書。

你的瘦身觀念正確嗎？
成功打造理想體態的31道關鍵選擇題

出　　版／楓葉社文化事業有限公司
地　　址／新北市板橋區信義路163巷3號10樓
郵 政 劃 撥／19907596　楓書坊文化出版社
網　　址／www.maplebook.com.tw
電　　話／02-2957-6096
傳　　真／02-2957-6435
作　　者／中野・詹姆士・修一
翻　　譯／黃琳雅
責 任 編 輯／王綺
內 文 排 版／洪浩剛
港 澳 經 銷／泛華發行代理有限公司
定　　價／350元
出 版 日 期／2023年5月

國家圖書館出版品預行編目資料

你的瘦身觀念正確嗎？: 成功打造理想體態的 31 道關鍵選擇題 / 中野・詹姆士・修一作 ; 黃琳雅譯 . -- 初版 . -- 新北市 : 楓葉社文化事業有限公司 , 2023.05　面；　公分

ISBN 978-986-370-534-5（平裝）

1. 減重　2. 運動健康

411.94　　112004053